the Full-time Integrated Treatment Program

FITプログラム
統合的高密度リハビリ病棟の実現に向けて

【編集】

藤田保健衛生大学医学部リハビリテーション医学Ⅰ講座・教授
藤田保健衛生大学・副学長
才藤 栄一

藤田保健衛生大学医学部リハビリテーション医学Ⅱ講座・教授
藤田保健衛生大学七栗サナトリウム病院長
園田 茂

【執筆】

刈谷豊田総合病院リハビリテーション科・部長
小口 和代

藤田保健衛生大学七栗サナトリウムリハビリテーション部・課長
奥山 夕子

藤田保健衛生大学医療科学部リハビリテーション学科・教授
藤田保健衛生大学医療科学部長
金田 嘉清

藤田保健衛生大学七栗サナトリウム看護部・看護長
川北美奈子

藤田保健衛生大学医学部リハビリテーション医学Ⅰ講座・教授
藤田保健衛生大学・副学長
才藤 栄一

藤田保健衛生大学七栗サナトリウムリハビリテーション部・係長
國分 実伸

医療法人北辰会　蒲郡厚生館病院・副院長
鈴木 美保

藤田保健衛生大学医学部リハビリテーション医学Ⅱ講座・教授
藤田保健衛生大学七栗サナトリウム・病院長
園田 茂

金城大学医療健康学部理学療法学科・准教授
永井 将太

医療法人明和会　辻村外科病院リハビリテーション科・科長
和田 陽介

医学書院

FIT プログラム
統合的高密度リハビリ病棟の実現に向けて

発　行　2003年10月15日　第1版第1刷©
　　　　2013年 1月 6日　第1版第3刷

編　者　才藤栄一・園田　茂
　　　　　さいとうえいいち　そのだ　しげる

発行者　株式会社　医学書院
　　　　　代表取締役　金原　優
　　　　　〒113-8719　東京都文京区本郷 1-28-23
　　　　　電話　03-3817-5600(社内案内)

印刷・製本　三美印刷

本書の複製権・翻訳権・上映権・譲渡権・公衆送信権(送信可能化権を含む)
は㈱医学書院が保有します．

ISBN 978-4-260-24421-3

本書を無断で複製する行為(複写，スキャン，デジタルデータ化など)は，「私
的使用のための複製」など著作権法上の限られた例外を除き禁じられています．
大学，病院，診療所，企業などにおいて，業務上使用する目的(診療，研究活
動を含む)で上記の行為を行うことは，その使用範囲が内部的であっても，私的
使用には該当せず，違法です．また私的使用に該当する場合であっても，代行
業者等の第三者に依頼して上記の行為を行うことは違法となります．

JCOPY　〈㈳出版者著作権管理機構　委託出版物〉
本書の無断複写は著作権法上での例外を除き禁じられています．
複写される場合は，そのつど事前に，㈳出版者著作権管理機構
(電話 03-3513-6969，FAX 03-3513-6979，info@jcopy.or.jp)の
許諾を得てください．

序

　FIT（Full-time Integrated Treatment）プログラムとは，藤田保健衛生大学リハビリテーション部門で考案され，七栗サナトリウムリハビリテーションセンターで実行されているリハビリテーションプログラムの名称である．これは，今のところ脳卒中用にデザインされたシステムであるが，将来的には様々なリハビリテーションプログラムに応用可能と考えている．

　FITプログラムは，今ようやく生まれたばかりで，まだ成長の最中なのにこのような本を出すには理由がある．

　FITの生まれるまでの思考をまとめておくことは，FITプログラムに携わっている人間がこの先に進む糧になると考えるからである．

　FITプログラムがこのまま順調に育って，どこまで大きな花と果実をつけてくれるかは分からない．ただ，私たちはもうすぐやってくる今世紀前半の多障害者時代を乗り切らなければならない．藤田保健衛生大学リハビリテーション部門では，現在，この本では詳しく触れていないいくつかの重要なプログラムが開発されつつある．これらが組み合わさって，将来，リハビリテーション医学・医療に大きな貢献ができるものと確信している．

　2003年夏

才藤栄一

目次

第1章　FITプログラムの概念 ――――――――――――――――――――（才藤栄一）　1

1. リハビリテーションの治療：システムとしての解決 ……………………………………1
   1) 機能帰結の予想 ………………………………………2
   2) 3つの方法論とその弱点 ……………………………2
   3) 脳卒中の回復期リハビリテーションの現状 ………3
   4) 今後，目指すべき方向性 ……………………………3
2. FITプログラムによる解決策：クリティカルポイント …………………………………4
   （1）能動性要求 …………………………………………4
   （2）時間要求 ……………………………………………4
   （3）チームワーク要求 …………………………………4
   1) FITプログラムの主なハードウェア ………………5
   2) FITプログラムの主なソフトウェア ………………5

第2章　FITプログラムの概要 ――――――――――――――――――――（園田　茂）　7

1. FITプログラムの概要 …………………………………………………………………7
   1) FITプログラムとは …………………………………8
   2) 対象患者 ………………………………………………8
   3) FITプログラム（ソフトウェア）……………………8
   4) FITプログラム（ハードウェア）……………………9
   5) 情報交換 ………………………………………………9
   6) FITプログラムの成果 ………………………………9
2. 入院生活の流れ …………………………………………………………………………10
   1) 入院まで ………………………………………………10
   2) 入院時 …………………………………………………10
   3) 訓練と生活 ……………………………………………12
   4) 家族教室 ………………………………………………12
   5) カンファレンス ………………………………………12
   6) 退院に向けて …………………………………………13

第3章　ハードウェア ―――――――――――――――――――――――――――15

1. 訓練室一体型病棟 ………………………………………………………（園田　茂）　15
   1) 廊下を中心とした構造 ………………………………16
   2) 病室 ……………………………………………………17

　　　　3）アフォーダンス……………………………………………………………17
　　　　4）注意点………………………………………………………………………18
　2. LANとデータベース ……………………………………………（永井将太）19
　　　1）データベースの一般的な役割……………………………………………19
　　　2）リハビリテーション医療で求められるデータベース…………………19
　　　　（1）多階層にわたる患者情報の入力……………………………………19
　　　　（2）専門ファイルと共有ファイル………………………………………20
　　　　（3）定期性と継続性………………………………………………………20
　　　　（4）データの保存と検索機能……………………………………………20
　　　　（5）データの活用…………………………………………………………20
　　　3）FITプログラムにおけるデータベースの役割 …………………………20
　　　4）ネットワークシステム概要………………………………………………22
　　　5）データベース概要…………………………………………………………23
　3. 回復期リハビリテーション病棟仕様 ……………（金田嘉清，園田　茂）24
　　　1）回復期リハビリテーション病棟とは……………………………………24
　　　2）診療報酬算定条件…………………………………………………………24
　　　　（1）施設基準………………………………………………………………24
　　　　（2）人員基準………………………………………………………………25
　　　　　① 医師　25
　　　　　② 療法士　25
　　　　　③ 看護師　25
　　　　（3）運用基準………………………………………………………………25
　　　　　① 回復期リハビリテーション病棟適応患者　25
　　　　　② リハビリテーション総合実施計画　26
　　　　　③ リハビリテーション　26
　　　　　④ その他　27
　　　3）経済的側面…………………………………………………………………27

第4章　ソフトウェア ─────────────────────29

　1. 治療チーム ……………………………………………………（永井将太）30
　　　1）一般的なチーム形態の紹介………………………………………………30
　　　2）FITプログラムにおけるチーム形態：Transdisciplinary team ………30
　2. 療法士チーム …………………………………………………（永井将太）31
　　　1）開発の背景…………………………………………………………………31
　　　2）開発の経緯…………………………………………………………………31
　　　　（1）チーム担当制…………………………………………………………31
　　　　（2）主担当制度（主担当1名，副担当なし）…………………………32
　　　　（3）主担当-副担当制度（主担当1名，副担当1名）…………………32
　　　3）Triangle-Pairs（TriP）の実際 …………………………………………32
　　　　（1）Triangle-Pairs（TriP）とは ………………………………………32
　　　　（2）運営上の工夫…………………………………………………………33

              ① 訓練時間割　33
              ② 申し送り　34
          （3）療法士の感想……………………………………………………………34
          （4）患者の感想………………………………………………………………35
          （5）まとめ……………………………………………………………………35
   3. ナースチーム………………………………………………………（川北美奈子）36
      1）観察の視点…………………………………………………………………………36
      2）チェックリスト……………………………………………………………………36
      3）回復期リハビリテーション病棟における介護福祉士……………………………37
      4）看護職とFITプログラム…………………………………………………………37
   4. 家族教育………………………………………………（國分実伸, 永井将太）39
      1）家族教育の重要性…………………………………………………………………39
          （1）リハビリテーション入院について……………………………………40
          （2）退院に向けて……………………………………………………………40
      2）個別指導と集団指導………………………………………………………………41
      3）FITプログラムのための家族教室………………………………………………41
          （1）家族教室の概要…………………………………………………………41
          （2）家族教室の実際…………………………………………………………42
              ① FITプログラムについて　42
              ② 脳卒中とその障害の理解　42
              ③ 患者と家族のリハビリテーション参加に対する動機づけの強化　42
              ④ 早期退院準備の指導　43
   5. 患者教育……………………………………………………………（川北美奈子）43
      1）看護師-作業療法士合同病棟訓練…………………………………………………43
      2）介護体験……………………………………………………………………………43
      3）退院指導……………………………………………………………………………44
      4）病棟における患者の反応…………………………………………………………44

第5章　FITプログラムの効果　——————————————————47

   1. 訓練効果レビューおよびFITプログラムの効果…………………（園田　茂）47
      1）背景…………………………………………………………………………………47
      2）FITプログラム効果検討の前提…………………………………………………48
      3）FITプログラムの効果（ADL全体）……………………………………………49
      4）FITプログラムの効果（歩行）…………………………………………………49
      5）FITプログラムの効果（運動麻痺）……………………………………………51
      6）FITプログラムの費用効果………………………………………………………52
      7）フォローアップ……………………………………………………………………52
   2. FITプログラムケース（症例報告）……………………（奥山夕子, 鈴木美保）52
      症例1……………………………………………………………………………………52
      症例2……………………………………………………………………………………55

第6章　FITプログラムの今後 ————————————（和田陽介，園田　茂）59

1. 患者の多様性への対応強化 …………………………………………………………59
   1) 発症早期の患者への対応 ………………………………………………………59
   2) 重度機能障害患者への対応 ……………………………………………………60
   3) 機能障害への対応強化 …………………………………………………………60
   4) 選択的付加訓練の充実 …………………………………………………………61
   5) パソコンの有効利用 ……………………………………………………………61
2. 訓練プログラムの整合性向上 ………………………………………………………61
   1) 療法間訓練プログラム統合の必要性 …………………………………………62
   2) 訓練室・訓練内容の共有 ………………………………………………………62
3. 評価内容の検討 ………………………………………………………………………62
4. 退院後生活への対応 …………………………………………………………………63
   1) 中間報告 …………………………………………………………………………63
   2) 今後の課題 ………………………………………………………………………65

第7章　FITプログラムFAQ ————————————（永井将太，才藤栄一）67

第8章　リハビリテーション医学・医療エッセンス ——————（才藤栄一）73

1. リハビリテーション医学・医療は活動障害を扱う ………………………………73
2. リハビリテーション医学・医療はシステムとしての解決を目指す ……………76
3. 3つの特有な対応法 …………………………………………………………………82
   1) 活動-機能-構造連関（activity-function-structure relationship）………82
   2) 治療的学習（therapeutic learning）…………………………………………84
   3) 支援工学（assistive technology）……………………………………………85

第9章　運動学習エッセンス ————————————————（才藤栄一）89

1. 介入法としての治療的学習 …………………………………………………………89
2. スキルの種類とその学習 ……………………………………………………………90
3. 運動学習の要点 ………………………………………………………………………92
   1) 動機づけ（motivation）………………………………………………………92
   2) 行動（パフォーマンス）の変化（performance change）…………………93
   3) 定着・保持（fixation/retention）……………………………………………97
   4) 転移と一般化（transfer and generalization）………………………………98
4. まとめ …………………………………………………………………………………99

第10章　リハビリテーション心理エッセンス―動機づけの心理学― ———（才藤栄一）101

1. リハビリテーション医療における心理学的知恵の利用 …………………………101
2. 動機づけ ………………………………………………………………………………103
3. 精神力動論（psychodynamics）……………………………………………………104
4. 強化理論（reinforcement theory）…………………………………………………105

5.　役割理論（role theory） …………………………………………………107
　　6.　帰属理論（attribution theory）　…………………………………………110
　　7.　認知心理学（cognitive psychology） ……………………………………111
　　8.　神経心理学（neuropsychology）……………………………………………112

第11章　障害白書 ——————————————————————（小口和代）113
　　1.　日本の将来推計人口（2002年1月推計）……………………………………114
　　　　1）総人口・出生数・死亡数の推移 ………………………………………114
　　　　2）年齢区分別人口の推移 …………………………………………………115
　　2.　身体障害者実態調査と介護認定から推計した障害者数 …………………116
　　　　1）身体障害者実態調査からの推計 ………………………………………116
　　　　2）介護認定からの推計 ……………………………………………………119

おわりに：FITプログラムの生い立ち ——————————————（才藤栄一）127

索引 ——————————————————————————————————131

◆**略語集**（アルファベット順）

- ADL：activities of daily living　日常生活活動（動作）
- COSPIRE：the Clinical-Oriented System for Progression & Innovation of Rehabilitation Education　COSPIREプロジェクト　*127*
- FIM：Functional Independence Measure　機能的自立度評価法　*37*
- FIT：Full-time Integrated Treatment　統合的高密度リハビリテーション治療　*8*
- IADL：instrument ADL　手段的ADL　*55*
- ICF：International Classification of Functioning, Disability, and Health　国際生活機能分類　*75*
- ICIDH：International Classification of Impairments, Disabilities, and Handicaps　国際障害分類　*75*
- KP：knowledge of performance　パフォーマンスの知識　*96*
- KR：knowledge of result　結果の知識　*96*
- LAN：local area network　*19*
- MSW：medical social worker　医療ソーシャルワーカー
- OT：occupational therapy　作業療法　　　occupational therapist　作業療法士
- PT：physical therapy　理学療法　　　physical therapist　理学療法士
- ST：speech therapy　言語療法　　　speech therapist　言語聴覚士
- SIAS：Stroke Impairment Assessment Set　脳卒中機能評価法　*51*
- TriP：Triangle-Pairs　療法士複数担当制　*31*
- WHO：World Health Organization　世界保健機構　*75*

注）各略語横の数字はその略語が記載されている代表的頁を示す．

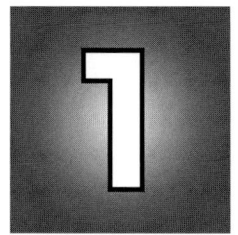

FIT プログラムの概念

◆ 要約

> 21世紀前半の多障害者時代に対応するためリハビリテーション医学・医療には，より一層の効率化が求められている．リハビリテーション医学・医療の3つの弱点，① 患者への能動性要求，② 治療の長時間要求，③ 新職種チームワーク要求，に対する解決策が FIT プログラムである．つまり，① 単純化による役割整理とアフォードする環境，② 毎日・全日訓練，③ コミュニケーション増強を課題に，訓練室一体型病棟，LAN データベース，大廊下，複数担当制，家族教室をシステム化した．

　FIT（Full-time Integrated Treatment）プログラム（以下，FIT）は，来るべき障害者急増の時代を迎えるにあたり，1人でも多くの患者がリハビリテーション（以下，リハビリ）医療の恩恵を受けることができるよう藤田保健衛生大学リハビリテーション部門で考案された「より効果があり，より効率のよい脳卒中リハビリプログラム」である．
　ここでは，FIT の前提となる，あるいは FIT を構成する諸概念を簡単に解説する．その詳細は各章を参照されたい．

1. リハビリテーションの治療：システムとしての解決

　リハビリ医学・医療の解決法は，障害残存を前提としたシステムとしての解決である．
　リハビリ医学・医療の対象者は，障害を持った人たちであり，その介入後も障害が残存する例は多い．つまり，リハビリ終了時に，創傷が治癒して障害を残さず機能がほぼ完全に回復する例もないわけではないが，多くの場合は治療後も何らかの障害が永続する．特に，脳卒中のリハビリ場面は麻痺の残存が前提となることが多い．すなわち，何らかの機能障害の存在下にその人の生活をどのように再建していくかが重要な課題となる．

障害の残存を前提にした場合，その解決は決して「正常化」ではない．麻痺した下肢は健側と同様の方法で使用することができないのだから，それを目指すべきではない．したがって，残存する障害を抱えた個人を，さらには，その環境をも含めてシステムとしてとらえ，そのシステムが実生活に適応できるように誘導することになる．

1）機能帰結の予測

最終目標が正常化でない以上，介入による最終像を十分予測する，つまり，機能帰結の予測が必要になる．いわゆるゴール（目標）の設定である．特に機能障害と能力低下に関する帰結予測は必須であり，最初から重度片麻痺が残存すると予測される例に対し，麻痺上肢への回復手技に多くの時間をかけ必要な能力低下への対応が十分にできなかったり，療法士の個人的な嗜好性から下肢装具作製を最後になってから行うといった考え方は間違いである．リハビリ医療の場合，その最終像の目標は，正常な「自然の姿」ではなく，障害を持つ個人が「実生活に適応できるシステムの満足解」となることである．

最初の所見から最終像が予測されたら，そこに達する道のりを計画する．これがいわゆるクリニカルパスである．したがって，クリニカルパスは最終像なしには計画できないし，最終像が異なるならその過程も異なる．

2）3つの方法論とその弱点

リハビリ医療は，投薬や手術などの通常の医療手段に加え，3つの方法論を駆使す

表1 リハビリテーション医療の3つの弱点とその対応としての治療環境：FITプログラムのための設計

弱点	対応	具体策	弱点の内容
(1) 患者，家族の能動性が必要	能動性を誘発する環境①：役割の単純化	治療場面の統合：病棟内訓練室	患者の能動的学習が必須 df) 外科治療，薬物治療
	能動性を誘発する環境②：自主性の誘導（アフォーダンス）	活動空間の創出：前室機能空間	病室のベッドは寝るもの
	家族参加を誘導：情報付与	休日対応：訓練見学，家族教室	家族は医療者にお任せ
(2) 治療に時間が必要	高密度化①：毎日訓練	休日少人数でのリスク管理：病棟内訓練室	学習は時間を要する cf) ピアノ演奏上達は1日8時間で40年
	高密度化②：毎日訓練	療法士チーム編成/勤務態勢変更（TriP）	療法士に休みは必要
	高密度化③：全日訓練	治療場面の統合：病棟訓練室化	訓練が終われば病人に戻る
(3) チームワークが必要	情報交換強化①：face to face communication	治療場面の統合：病棟内訓練室	1人でするのが最も効率がよい．しかし，各領域の療法士必要
	情報交換強化②：標準化，オンライン化	電子技術利用：LANデータベース	複雑で多種の情報
	情報交換強化③：複数担当制による治療客観化	療法士チーム編成/勤務態勢変更（TriP）	療法士による患者抱え込み（孤立主義）．客観的評価に乏しい

る点で特異的である．①活動-機能-構造連関，②治療的学習，③支援工学である．①と②は，訓練を構成する治療概念であり，リハビリ医療はこれらの概念を医療に持ち込んだことで大きな成果を上げてきた．その一方で，①患者の能動性を要求する，②治療に時間を要する，③新職種からなるチームワークが必要，などの弱点を生んだ（**表1**）．

3）脳卒中の回復期リハビリテーションの現状

　　　　　脳卒中のリハビリプログラムは発症後の時期により，①急性期，②回復期，③維持期の3つに分けられる．

　　　　　急性期には，早期離床による廃用予防，上肢・下肢の管理による二次的障害の予防，排尿障害や摂食・嚥下障害などの合併症対策，そして，回復期リハビリへの適応選択が主たる対応になる．

　　　　　回復期には，麻痺などの機能障害が残存する患者に，廃用対策や筋再教育により機能障害を軽減しながら，運動学習により能力低下の改善を図り，その機能予後をもとに社会復帰プランを立てる．

　　　　　維持期には，在宅もしくは施設の患者に対し，通院・通所，訪問により機能維持を目的とした介入，新規に生じた問題点への対応を行う．

　　　　　これらプログラムの具体的期間や内容については，日米間で大きな隔たりがあり，その適否について意見の分かれるところであるが，回復期にリハビリ医療独特のプログラムが実施され，最も大きな効果が期待されていることには間違いない．

　　　　　回復期のリハビリは，回復期病棟という医療保険上の概念ができてより明確になった．わが国では一般に初発脳卒中の場合，発症後約1カ月（3カ月以内）で，歩行不能，ADL〔activities of daily living；日常生活活動（動作）〕部分介助レベルで回復期病棟に入院し，3カ月程度の入院期間で6〜7割程度の患者が屋内ADL自立レベル以上になり自宅に退院する．入院中の理学療法，作業療法，言語聴覚療法（失語症，構音障害，嚥下障害を有する場合）は，1日各40分であり，週5日が原則である．

4）今後，目指すべき方向性

　　　　　近年，脳卒中患者の高齢化，重度化が指摘されている．また，高齢障害者の絶対数の急増が起こりつつある．したがって，脳卒中のリハビリプログラムは，より効率よく，より効果的に変わる必要がある．社会制度の違いから一概には比較できないが，米国のリハビリ施設における脳卒中患者入院時の平均発症後期間は11日，平均入院期間は20日であり，わが国の現状が適切であるという根拠はない．入院期間の差には，医療密度の問題が大きく関係する．今後の患者数急増を念頭に入れ，治療が受けられない患者の問題を少しでも回避するためには，現在のわが国のリハビリは，より高密度で集中的に介入する体制を整備すべきであろう．

2. FIT プログラムによる解決策：クリティカルポイント

　先に述べたようにリハビリ医療の3つの方法論は有用であると同時に弱点を生み出した．能動性要求，時間要求，そして，チームワーク要求である．この弱点を補うべく治療システムをデザインする必要がある．FITはこのような観点から生み出されたハードとソフトからなるシステムである（**表1**）．

(1) 能動性要求

　リハビリ医療は「学習の医療」であり，患者の能動性，すなわち，動機づけが必要になる．動機づけは，状況依存性が高く，①役割の単純化による整理，②アフォードする環境，などがクリティカルポイントとなる．また，在宅化のためには，患者のみならず，③家族を早期から巻き込む必要がある．そのために，①治療場面の統合：訓練室一体型病棟による「病棟の訓練室化」，②活動空間の創出：「第3の空間」である広大な廊下による活動性のアフォード，③家族参加の誘導：毎週土曜日の家族教室，をデザインした．

(2) 時間要求

　学習は時間を要する．この時間要求が長い入院期間を生み出す最大の要因となっている．そのために，高密度化，すなわち，毎日訓練と全日訓練が必要であった．毎日訓練を実施するためのハードとして，①訓練室一体型病棟は患者輸送の動線を最短にし，休日における医療者密度減少時にも訓練時の危険管理を容易にするものであった．また，ソフトとして，②療法士の新複数担当制 TriP（Triangle-Pairs）は，療法士の休日を確保しながら質の高い複数担当制を可能にするためにデザインした．さらに，③全日訓練を可能にするため訓練室一体型病棟による「病棟の訓練室化 (ward gymnization)」を図った．

(3) チームワーク要求

　仕事は1人でするのが最も効率がよい．しかし，それでは根本的に継続できないし，達成できない規模もある．チームワークは，効率から考えた場合，必要悪である．したがって，リハビリ医療においてチームワークへの配慮は最重要課題となる．チームワークでは，役割の明確化，豊富なコミュニケーション，学習機能が重要視される．ここではFITの情報強化に関する利点を述べる．FITでは，①訓練室一体型病棟により face to face communication を容易にし，②LANデータベースでそれをより強固なものとした．さらに，③複数担当制による治療客観化もコミュニケーションを強化する効果を有すると考えられた．

1）FITプログラムの主なハードウェア

　　訓練室一体型病棟を基本として，コンピュータLAN，第3の空間である6m幅大廊下が，主たるハードウェアである．

　　訓練室一体型病棟は，毎日・全日訓練の概念を可能にするための構造で，訓練室への動線を排除したことで人手の少ない休日にも安全な訓練室を確保し毎日訓練を可能にした．また，患者役割の単純化，医療者コミュニケーション増強により「病棟の訓練室化」効果をもたらし，全日訓練を可能にした．

　　コンピュータLANは，医療者コミュニケーションを補強した．

　　6m幅大廊下は，患者の病棟生活の活性化をアフォードする空間となった．

2）FITプログラムの主なソフトウェア

　　新複数担当制（TriP），患者データベース，家族教室が主たるソフトウェアである．

　　新複数担当制（TriP）は，毎日訓練を可能にする療法士チーム体制であると同時に，治療の客観性と説明性を高め，療法士の成長にも役立つ制度であった．

　　LANベースの患者データベースは帰結と経過予測を可能にし，より精緻な患者治療に役立つとともに，EBMに必要なデータを蓄積可能とした．

　　毎週土曜日の家族教室は，家族と患者の動機づけ，見通しの向上のために構造化された．

〔才藤栄一〕

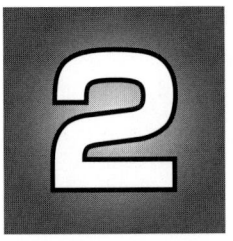

FITプログラムの概要

◆要約

1. FITプログラムの概要

　2000年12月より七栗サナトリウムにて開始されたFITプログラムは，週7日訓練，一日中の訓練，情報の共有化を核とするリハビリテーションの方法である．療法士が訓練週7日を維持できる体制，ADLに対する作業療法士-看護師の協調，家族教室などをソフトウェアの，訓練室一体型病棟をハードウェアの特徴としている．毎朝の看護室での申し送り的ミーティング，カンファレンス，回診，LAN上のデータベースなどがFITプログラムを支えている．FITプログラムでは，従来の脳卒中リハビリテーションに比べ，在院日数が短く，かつその最終到達ADLレベルも高くなる．

2. 入院生活の流れ

　訓練は，入院翌日より毎日行われる．訓練時間になると病室から出かけるのではなく，常に病室から出て，広い廊下にいるよう勧められる．廊下では，周囲の患者たちと話をし，かつ訓練中の患者を目の当たりにする．訓練としてできてきた動作は，ベッドサイドにおいても実践できるよう，作業療法士と看護師が協力しラウンドして実行方法を統一する．毎週土曜日午前中に1時間程度家族教室が開催されている．入院後2週程度でミニカンファレンスが開かれる．頻回に開かれるミーティングを踏まえ，約1カ月の時点で退院後の方向性を決めていく．ADL室に患者・家族で一泊して介護体験をすることもできる．

1. FITプログラムの概要

　この章ではFIT（Full-time Integrated Treatment）プログラム（以下，FIT）を具体的に概観する．

　わが国では高齢者の比重が増え続けており，リハビリテーション（以下，リハビリ）を必要とする脳卒中患者への対応が大きな問題となっている．しかしながら，従来のリハビリシステムでは訓練量が少なく（理学療法，作業療法それぞれが40分程度），訓練時間以外にベッドで休むなど非活動的に過ごすことが一般的で，かえって廃用を進めてしまうような状況となっていた．この問題を打破すべくFITが考案された．

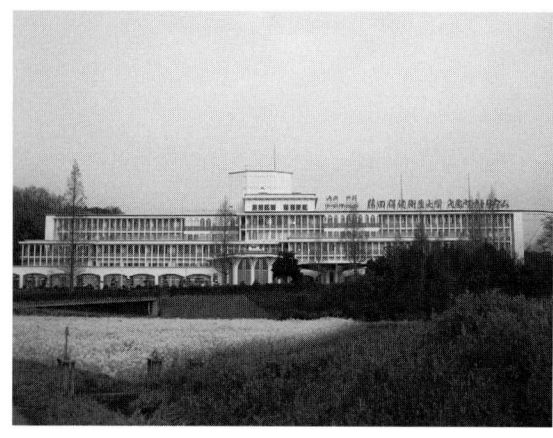
図1

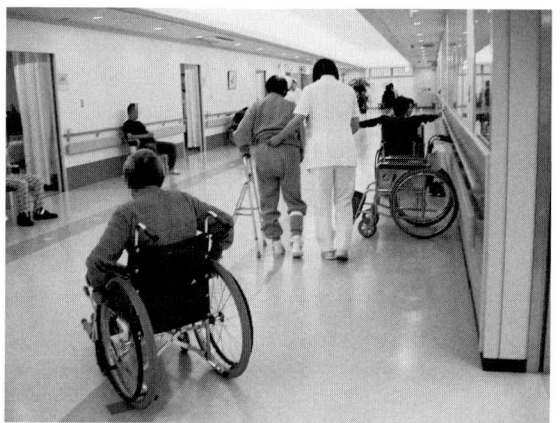
図2

また，リハビリにおいて，これまであまりクローズアップされてこなかった訓練量の問題をFITと従来型のプログラムを比較することで取り上げることも予め計画した．

1）FITプログラムとは

FITは週7日訓練，一日中の訓練，情報の共有化を核とするリハビリの方法である．訓練の量という概念を重視し，運動学習の原則を脳卒中に当てはめている．このFITは2000年12月より藤田保健衛生大学七栗サナトリウムにて開始された（図1, 2）．

2）対象患者

脳卒中患者などの脳障害患者が対象である．リハビリである以上，本人の症状改善への意欲は必要である．また，訓練趣旨がわかる程度の理解力も望まれる．発症からFIT開始までの期間に制限はないが，できれば全身の廃用症状がひどくなる前に開始したい．FITへの参加に年齢制限はない．むしろ，通常のプログラムを受けた70歳以上の患者はADL〔activities of daily living；日常生活活動（動作）〕などの最終成果が若年者より悪いのに，70歳以上でもFITを適用することにより若年者と同様のレベルの改善が得られている[1]．ただし，心疾患などにより運動負荷に制限がある場合は他の訓練法同様FITの実行にも制限されるのは当然であろう．

3）FITプログラム（ソフトウェア）

FITを実行するには，いくつかの条件が必要である．まず，療法士が訓練週7日を維持できる体制を組まなければならない（4章-2）．一日中を活動的にするには，病棟生活に取り組む看護職のスタンスも重要であるし（4章-3）（図3），ADLに対する作業療法士-看護師の協調（4章-5）も必要となる．患者・家族にFITを理解してもらうために，入院から1週間以内に家族教室（4章-4）を施行している．

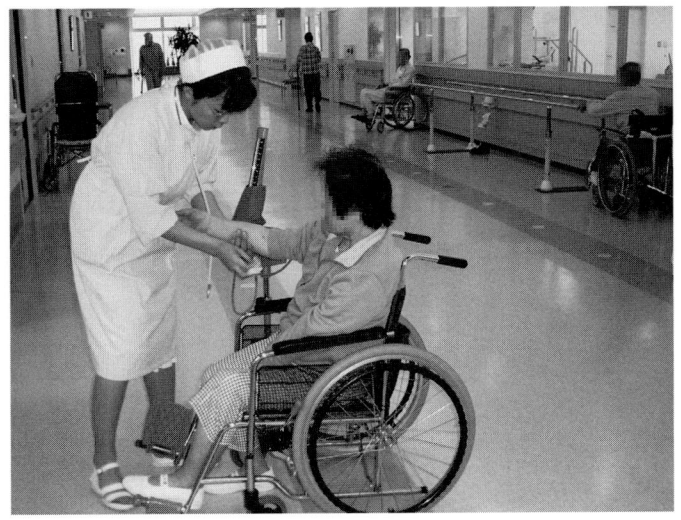

図3

　訓練の基本をなすのはリハビリを運動学習ととらえる考え方である．ADL，歩行などの訓練を繰り返し行う．装具なども用いて難易度の低い訓練から開始し，徐々に難易度を上げていく．

4）FITプログラム（ハードウェア）

　訓練と病棟とを有機的に結びつけるには，カンファレンスなど意図的な協調関係のみならず，日常的な結びつきを強める施設構造のハード面が重要であり，訓練室一体型病棟はその1つの結論である（3章-1）．訓練室は横幅6mの廊下を挟んで病室と対面しており，訓練室，病室が相互に見えるのみならず，廊下が訓練スペース兼社交場となっている．回復期リハビリ病棟を舞台とするものの，訓練のすべてを病室内で行うのではなく，訓練室や広い廊下という整った環境での訓練と生活場面での定着の連関を容易にしたのである．

5）情報交換

　多くのスタッフが1つの目的に向かうわけであるので，情報交換がもう1つの重要な要素となる．個々の意見交換はもちろんのこと，毎朝の看護室での申し送り的ミーティング，入院後2週程度での担当者ミニカンファレンス，症例を選んでの全体カンファレンス，回診（図4），嚥下カンファレンス（図5），毎週LAN上の連絡ボードに書き込まれる情報交換（3章-2），これらがFITを支えている．
　同じLANの上にデータベースが構築されている（3章-2）．FITの効果を判定し，また，患者情報を簡単に参照するため役立っている．

6）FITプログラムの成果

　入院脳卒中患者に対するFITは，従来の脳卒中リハビリに比べ，在院日数が短く

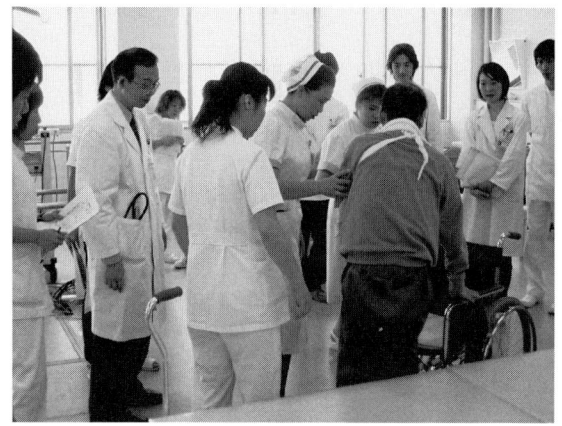
図4

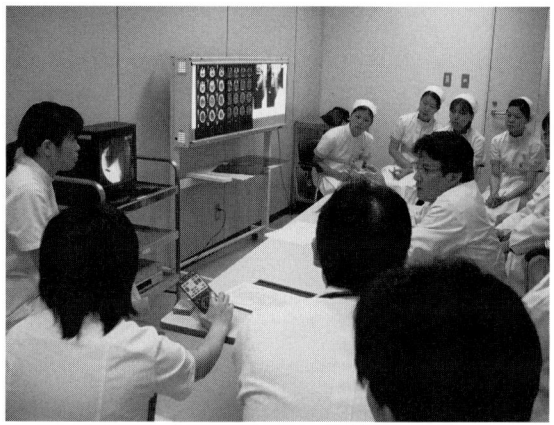
図5

なった．また，同じ ADL レベルに早く到達するのみならず，その最終到達 ADL レベルも高くなる．患者設定にもよるが，Functional Independence Measure（FIM；機能的自立度評価法）の入院中の改善を在院日数で割ることで得られる FIM 効率で比較すると，FIT は従来のリハビリの実に2倍である[2]．歩行自立に至るまでの期間も短縮する．歩行レベルも高くなる．FIT のほうが従来のリハビリに比べ，FIM を1点上げるために必要な費用も少なくてすむ．

FIT に関する新しい情報は随時七栗サナトリウムの web site（http://www.fujita-hu.ac.jp/~rehabmed/nanakuri/）で見ることができる．

2. 入院生活の流れ

ここでは，患者として七栗サナトリウムに入院して FIT を受け，退院するまでの流れを示す（図6）．

1）入院まで

まず入院申込を目的として外来受診をする（図7）．受診は本人が来られれば最もよいが，家族のみとなることが多い．病状の確認を受け，外来医の説明により，週7日訓練など FIT の大枠を家族（および本人）が理解する．結果的により短い期間で退院となることもある程度把握する．

2）入院時

入院すると，主治医の診察，看護師の情報聴取・オリエンテーションがある．医師は併存症状や体力の低下を確認し，週7日訓練，一日中訓練が可能であることを確認して訓練処方を出す．看護師は家族背景を含め全体を把握し，日常生活をどのように

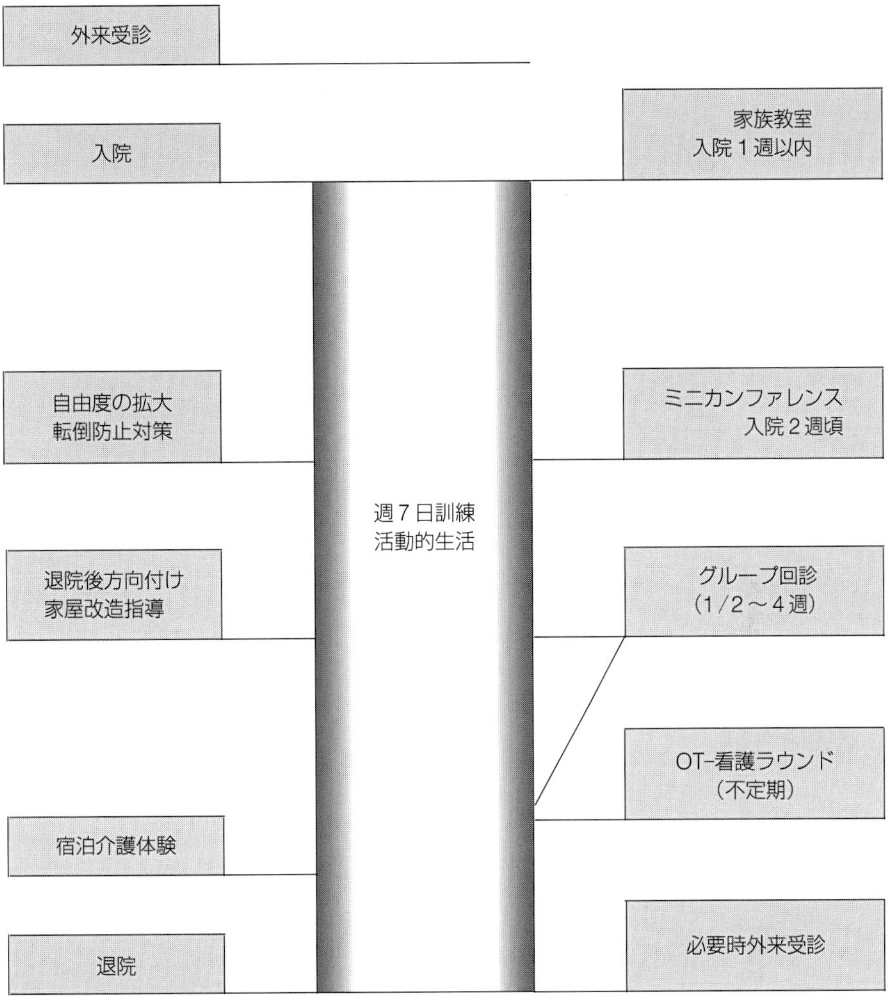

2. 入院生活の流れ　11

```
外来受診
　↓
入院　　　　　　　　　　　　家族教室
　　　　　　　　　　　　　　入院1週以内

　　　　　　　　　　　　　　ミニカンファレンス
自由度の拡大　　　　　　　　入院2週頃
転倒防止対策
　　　　　　　週7日訓練
　　　　　　　活動的生活　　グループ回診
退院後方向付け　　　　　　　（1/2～4週）
家屋改造指導
　　　　　　　　　　　　　　OT-看護ラウンド
　　　　　　　　　　　　　　（不定期）

宿泊介護体験

退院　　　　　　　　　　　　必要時外来受診
```

図6　FITプログラムの流れ

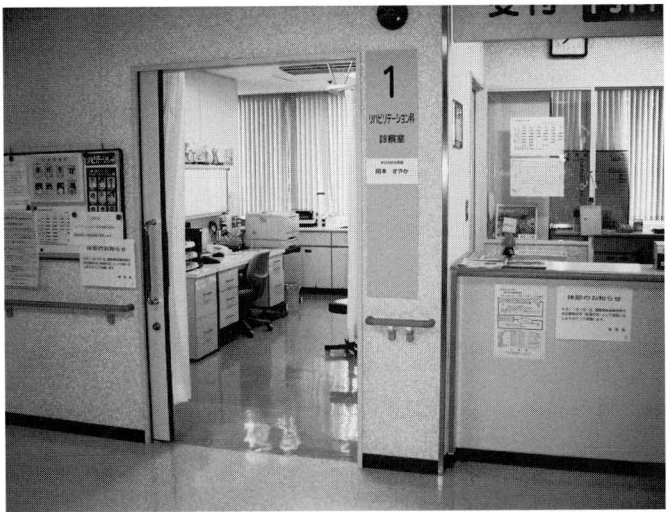

図7

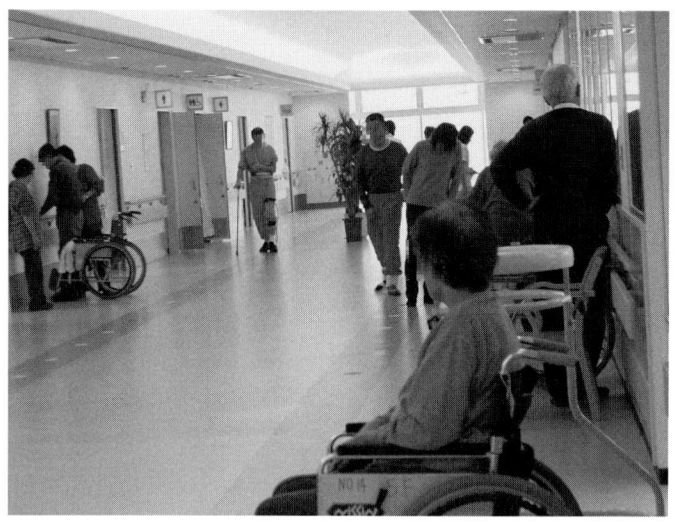
図8

サポートし，また訓練の場とするかを検討する．

3）訓練と生活

　起床後，なるべく起きたままでいてもらうよう配慮がされる．訓練は，入院翌日より毎日行われる．理学療法，作業療法，言語聴覚療法の毎日の訓練時間割が枕元に貼り出される．訓練時間になると病室から出かけていくのではなく，常に病室から出て，広い廊下にいるよう勧められる．

　廊下では，周囲の患者たちと話をすることもできるし，訓練中の患者を目の当たりにすることもできる（図8）．自然と動く機会も増える．より活動性の高い生活を送ることが要望されるため，認知障害，特に転倒などの危険性を把握できない患者の場合には，車いす上でのラップボードや股ベルトなどで転倒防止に努める．

　訓練としてできてきた動作は，ベッドサイドにおいても実践できるよう，作業療法士と看護師が協力しラウンドして実行方法を統一する．

4）家族教室

　毎週土曜日午前中に1時間程度で家族教室が開催されている（図9）．入院後なるべく早期にこの家族教室に出席してもらう．家族教室では，ADLや歩行の練習を，実生活を含めて多く行うというFITの基本概念を理解することが目標である．

5）カンファレンス

　入院後2週程度でミニカンファレンスが開かれる（図10）．担当スタッフ〔理学療法士（PT），作業療法士（OT），言語聴覚士（ST），看護師，医療ソーシャルワーカー（MSW）〕でミーティングを行う．現病・併存症の状態，機能障害・能力低下の

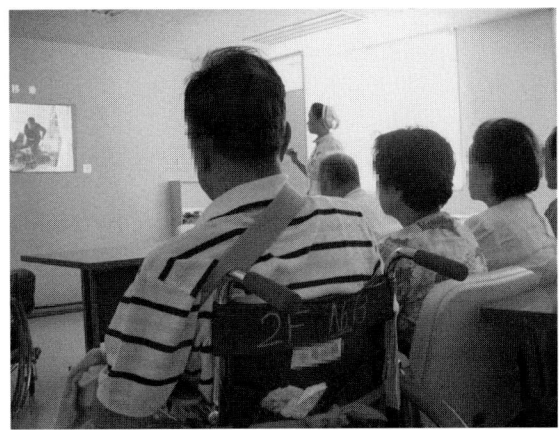
図9

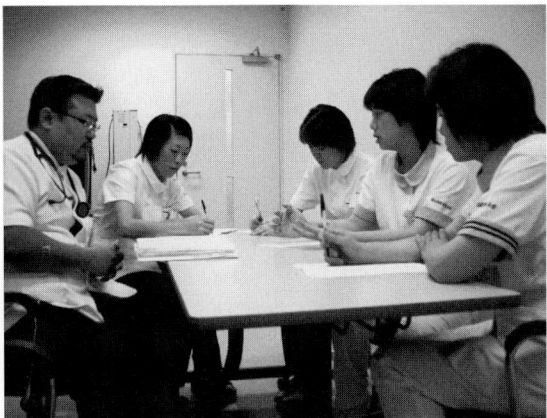
図10

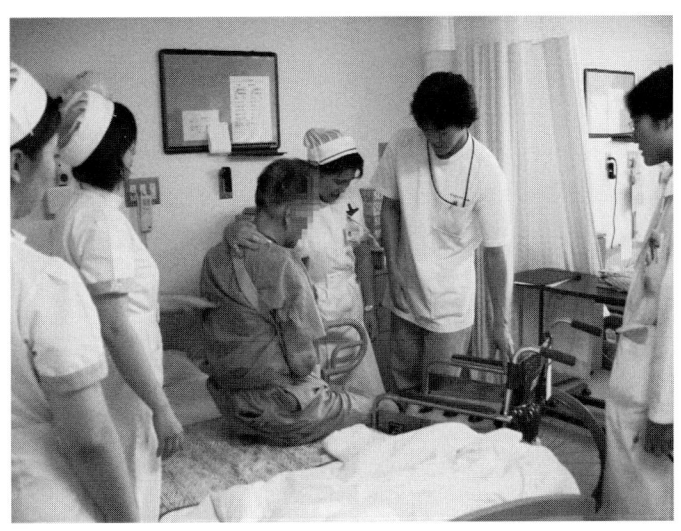
図11

現状分析，FITへの反応などを報告相談する．そこから帰結予測を行い，家族家庭環境なども踏まえてゴール設定をする．そのゴールに向けての訓練内容，訓練目標達成までの予想期間を決める．

6）退院に向けて

　2カ月で退院レベルに達する患者であれば，頻回に開かれるミーティング（グループごとなどの回診（図11）やカンファレンス）を踏まえ，約1カ月の時点で退院後の方向性を決めていく．それに向けたADLの実践訓練が行われ，また廃用軽減や麻痺改善などの目的で退院後に行う自習方法を習う．家族が退院後の生活を想像するのが難しい場合は，ADL室に患者・家族で1泊して介護体験をすることもできる．

〈園田　茂〉

●**文献**
1) 園田　茂, 永井将太, 才藤栄一：訓練量増加は高齢脳卒中患者の ADL 改善に寄与するか？. リハ医学 40（Suppl）：S 132, 2003（第 40 回日本リハビリテーション医学会学術集会, 札幌, 2003, 抄録）
2) 永井将太, 園田　茂, 才藤栄一, 他：The Full-time Integrated Treatment（FIT）Program の効果. 総合リハ 31：175-183, 2003

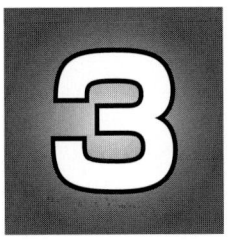

3
ハードウェア

◆要約

1. 訓練室一体型病棟

　七栗サナトリウムの訓練室と病室との間の横幅6ｍ，縦50ｍの廊下には移動する患者，車椅子に座った患者，家族，歩行訓練中の患者と療法士のペア，看護師などが入り乱れている．訓練スペースであり，生活の場であり，休憩場所ともなっている．看護室の看護師は顔をあげるだけで廊下向かいの療法室を見渡すことができる．療法士は訓練室からでも，広い廊下からでも，病室内の様子が自然に見えている．病室は約10 m²弱の4人部屋が主体であり，枕元の壁には訓練予定表が貼られ，自主的な行動が促されている．この環境はアフォーダンスの考え方を活かしていると考えられる．

2. LANとデータベース

　リハビリテーション医療におけるデータベースは，多階層にわたる患者情報の入力，専門性の高いファイルと共有性の高いファイルの混在，入・退院のみならず2週ごとなどの情報入力の必要性，時間割・カンファレンス・退院サマリーなど情報の多目的利用，帰結予測への応用などの特色をもつ．FITプログラムでもLAN上にMac OS-X serverを使ったファイルメーカープロのデータベースがあり，上記を実現している．検査項目の入力のみならず，事故報告などスタッフ内の情報交換・共有用のファイルも作成されている．

3. 回復期リハビリテーション病棟仕様

　回復期リハビリテーション病棟の規格はFITプログラムを受け入れることのできるものであり，FITプログラムの医療経済的根拠となった．回復期リハビリテーション病棟は脳血管疾患，脊髄損傷等の発症3カ月以内などの患者に対するADL能力の向上による寝たきりの防止と家庭復帰を目的としている．該当患者が病棟の8割以上，その他施設基準，医師・療法士・看護職員の人員基準などの条件がある．入院料として1日16,800円が180日間算定される．50人の患者が1日1人6単位のリハビリテーションを受ける場合，そのために実質20人の療法士を雇用する必要があり，そうすることで診療報酬も安定する．

1. 訓練室一体型病棟

　FIT（Full-time Integrated Treatment）プログラム（以下，FIT）の概念を具体化する舞台が訓練室一体型病棟である．文字通り，訓練室と病室が同一病棟（フロ

病床数：52床
総面積：2023 m²

個室：18 m²，4人室：36 m²
理学療法室：318 m²
作業療法室：147 m²
言語聴覚室：40 m²
食堂談話室：170 m²

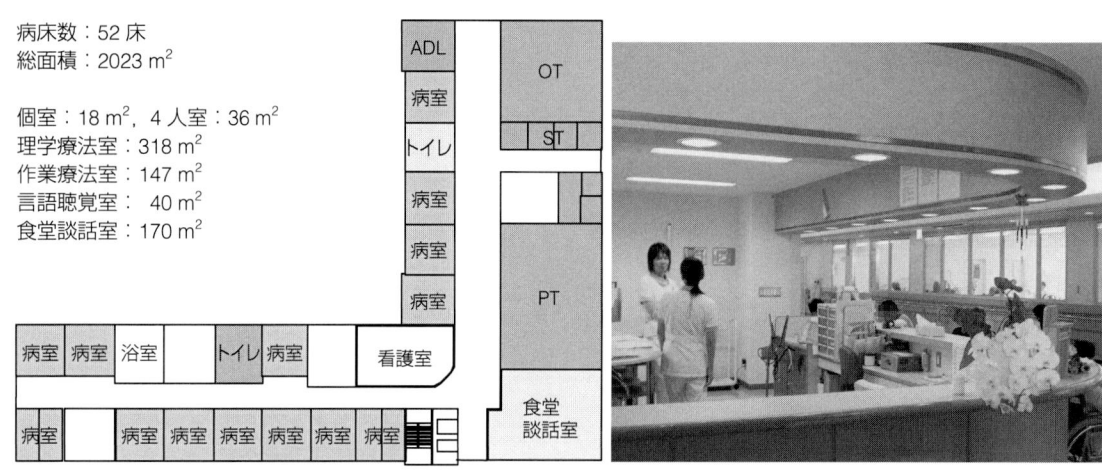

図1　　　　　　　　　　　　　　図2

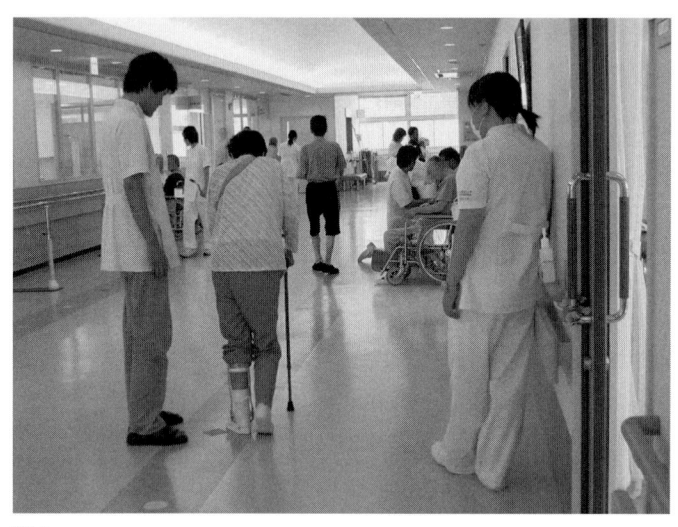

図3

ア）内にある（図1）．

1）廊下を中心とした構造

　七栗サナトリウムでは52床の回復期リハビリテーション病棟はL字形に曲がっており，その中央に看護室が配置されている．看護室で検温板をつける看護師は，顔をあげると廊下向かいの療法室を見渡すことができる（図2）．そこに自分の担当患者がいれば，労せずして患者の訓練中の様子を知ることができる．

　訓練室と病室との間の廊下は横幅6 m，縦50 mであり，十分に広いスペースとなっている（図3）．この廊下には移動する患者，車椅子に座った患者，家族，歩行訓練中の患者と療法士のペア，看護師などが入り乱れている．訓練スペースであり，生活の場であり，休憩場所でもある．さながら人通りの多いショッピングモールのような賑わいが，患者の活動性を刺激する．採光と照明により，明るい環境の実現も配慮

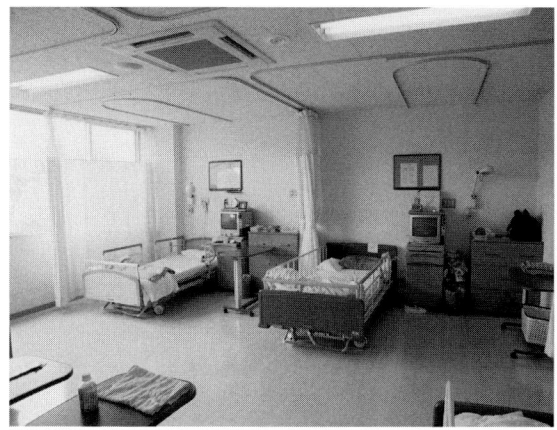

図4

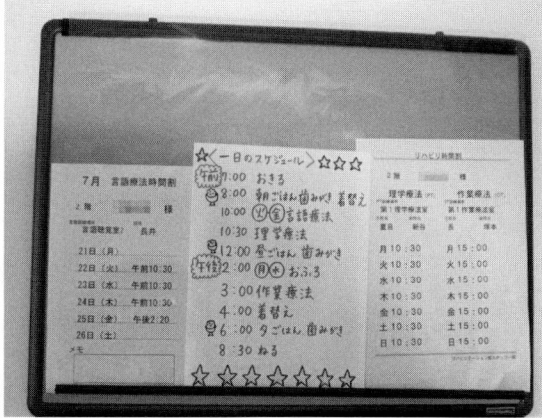

図5

されている．

　療法士は訓練室からでも，広い廊下からでも，病室内の様子を見ることができる．のぞき込むというより，自然に見えているのである．訓練室と病室との間の横幅6 mという広さが，見られているという圧迫感を感じさせなくしている．

　患者は，廊下を長軸方向に車椅子や歩行で動き回るほか，廊下を横切って，病室と訓練室や食堂を行き来する．

　ベッドや炊事道具，洗濯機や畳のあるADL室は病棟の端に位置している．そのため，療法士のみならず，病棟スタッフも家事の実践に参加することが可能となっている．

2）病室

　なるべく居ないようにする，といっても病室にいる時間はある程度存在する．病室は約10 m² 弱の4人部屋が主体であり，ベッドには左右どちらからでも車椅子でアプローチできる空間が広がっている（図4）．枕元の壁には訓練予定表が貼られており，自主的な行動が促されている（図5）．

3）アフォーダンス

　このような病棟の雰囲気は，患者をその気にさせる．これは，物には意味があり，環境が働きかけてくるというアフォーダンス[1,2]の考え方に近い．Gibsonは「……ができる，……を与える」という意味のaffordを名詞に変化させアフォーダンスということばを作った．アフォーダンスは環境に備わる性質のうち，その環境とかかわる動物（人間）により現れる性質をいう．たとえば薄い紙は破れることを，平らな床は歩けることを人間にアフォードする．このアフォーダンスは経験することで得られる．そのため，人間が取り囲む環境に適応し行為を行うためには，意識・無意識かは問わず，自発的に探索していく行為が重要である[2]．

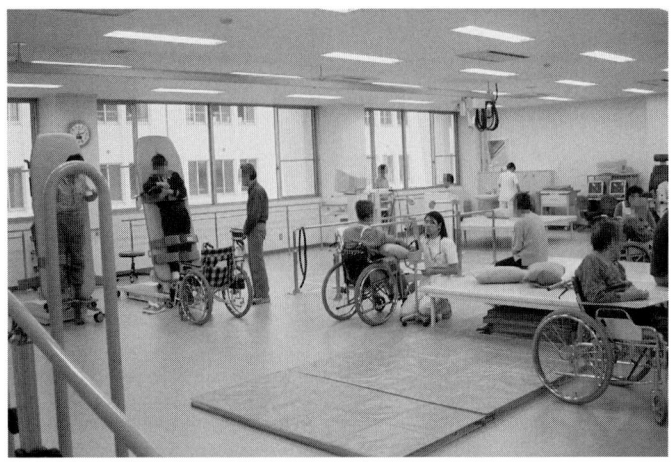

図6

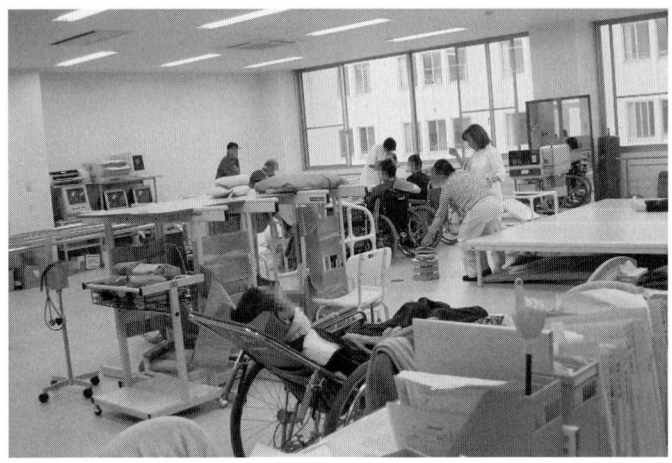

図7

　　手足の部分的訓練のみでは使える動作は獲得できない．この問題点を訓練室一体型病棟は根本的に解決していることになる．すなわち，ベッドに寝ていることを極力減らし，今後生活する環境に近い活動的な外部との接し方を日々患者に体験させているのである．

4）注意点

　　リハビリテーション総合承認施設に認定される300 m^{2}の理学療法室と（図6），100 m^{2}の作業療法室（図7）に加えて広い廊下があるため，常時すべての場所がスタッフにより監視されているというわけにはいかない．訓練室の隅などに，療法士，看護師，医師達の目の届きにくい相対的死角ができてしまう．自主訓練をしている患者や，認知的に転倒の危険性がある患者などに対し，死角には入らないよう指導する必要がある．見えやすい所にリスクのありうる患者を集めるわけである．

　　　　　　　　　　　　　　　　　　　　　　　　　　　　　　　　　　（園田　茂）

2. LANとデータベース

　FIT（Full-time Integrated Treatment）の「Integrated（統合された）」には，訓練室一体型病棟による「空間の統合」という意味のほかに，「情報の統合」という意味を含んでいる．その目的を果たすために必要なハードウェアが「LAN；Local Area Network」である．また，このLAN環境を最大限に活かすソフトウェアが「データベース」である．

1）データベースの一般的な役割

　一般的なデータベースの役割には以下の3点が挙げられる．
　①データを大量に，かつ効率よく入力・保存できる．
　②データの検索が容易である．
　③収集したデータを多目的に利用できる．
　またデータをデータベースとして集中化して共同利用するという観点からは，次のような利点も考えられる．
　①標準化した入力項目を設定することにより，評価項目の過不足がなくなる．
　②データ入力や評価の重複，部署間・個人間のデータの矛盾が防げる．
　③利用権限のない利用者からデータを守ることが容易となる．
　④個人レベルで行っていた出力作業を，標準化・合理化できる．
　⑤複数の利用者の入力を管理でき，データの正確で迅速な更新を可能にする．

　逆に欠点としては次のような点が考えられる．
　①データベースを作らない場合に比べ，入力作業負担がある．
　②入力項目が決まっているため評価や調査が画一化され，入力項目以外の情報が得られにくい．
　③データベースの格納されたパソコンへの部外者の侵入対策が必要である．
　このようなデータベースの利点・欠点を考えた上で，入力項目が十分に吟味されており，入力負担に対し出力効果のほうが大きいデータベースであれば，その利用はリハビリテーション（以下，リハビリ）医療の現場でのメリットが非常に大きいと思われる．

2）リハビリテーション医療で求められるデータベース

　次にリハビリ医療の現場で求められるデータベースの要件をまとめる．

（1）多階層にわたる患者情報の入力

　基本的な患者情報や疾患情報のみならず，機能障害や能力低下，家族背景や家庭環

境，社会背景も含めた幅広い項目が必要である．特に，米国のリハビリ医療が急速に急性期化，短期化し，その評価が能力低下のデータのみで論じられることがほとんどになってしまった現在，機能障害に対する基準化した多量のデータの蓄積がわが国のリハビリ医療に要求されている課題と考えている．

(2) 専門ファイルと共有ファイル

多職種介入を原則とするリハビリ医療では，各職種の専門的分野を網羅した職種固有のファイルが必要である．これにより多岐にわたる評価項目の分担もできる．一方，専門分野に特化したファイルは他の職種が閲覧した際に，必要な情報が収集しにくい．専門以外の職種が見てもすぐ分かるように項目を限定して表示する共有ファイルがあると相互閲覧しやすくなる．

(3) 定期性と継続性

入力は定期的かつ継続的に行われる必要がある．つまり，入院時，退院時といった一断面的な入力だけではなく，2週ごと，4週ごとのADL〔activities of daily living；日常生活活動（動作）〕の状況といった定期的入力も必要である．

(4) データの保存と検索機能

新規リハビリ患者を登録することによりデータ量は順次増加していく．過去の膨大なデータから特定の条件に沿ってすぐにデータが捜し出せる構造であることも重要である．

(5) データの活用

リハビリ医療の運営には種々の出力作業が伴う．時間割の作成，カンファレンスレポートの作成，退院サマリー，紹介状，実施計画書，回診資料などを最小の労力で出力できることが望まれている．さらに，退院時ADLなどの帰結予測を入院早期の情報から行うなど，帰結予測にもこのデータベースは有用となろう．

以上，このような視点で，藤田保健衛生大学リハビリテーション部門ではデータベースの作成を試みている．ここでは，藤田保健衛生大学リハビリテーション部門が作成したデータベースのFIT内での活用例を示していきたい．

3) FITプログラムにおけるデータベースの役割

FITで目指す「統合的（Integrated）」とは，医師，療法士，看護師，ソーシャルワーカーなどが互いに役割の補完をすることである．このような役割補完により，訓練のみならず病棟生活全体がリハビリへの働きかけとなり，習得内容の定着と般化をもたらしやすくしている．つまり，統合的環境とは「訓練室での訓練」にとどまらない「全日訓練」環境といえよう．

2. LANとデータベース

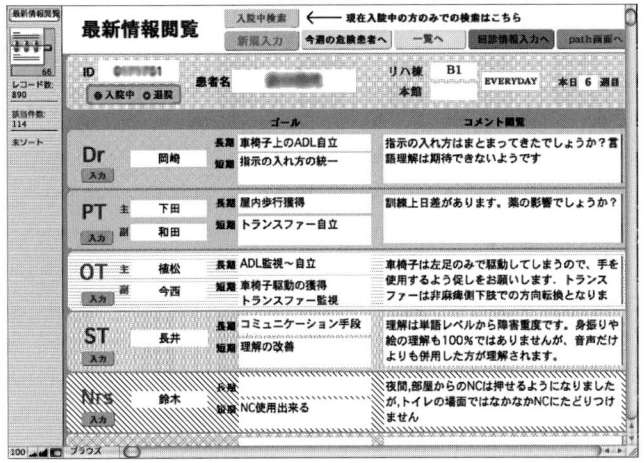

図8 伝言板形式の連絡用ファイルの1ページ
情報は週一度のペースで更新し，日々の変化点や進行状況を報告している．

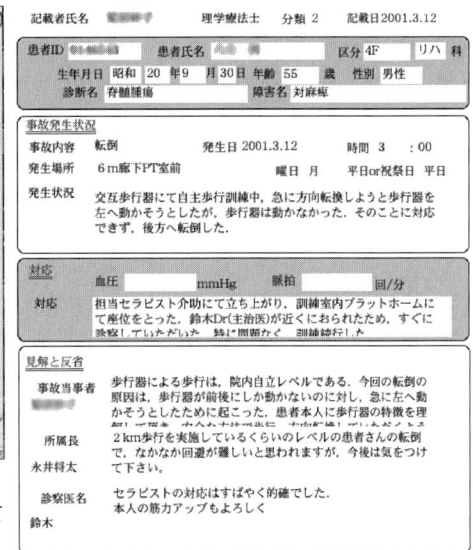

図9 事故報告用ファイルの一部
他部署で起こった事故も参照でき，リスク管理強化に役立つ．

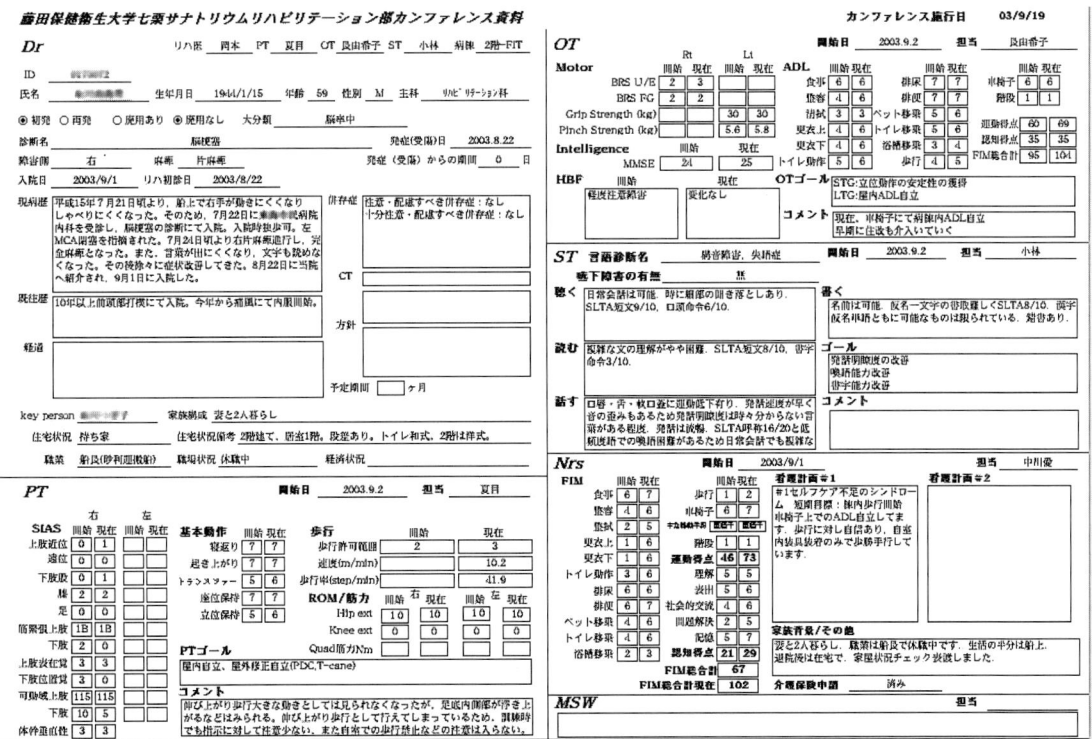

図10 共同閲覧を目的にしたファイルの一部
主にカンファレンスなどでの使用を目的にしたレイアウトである．他部署が見てもわかりやすいように，必要最小限の情報のみを抽出している．

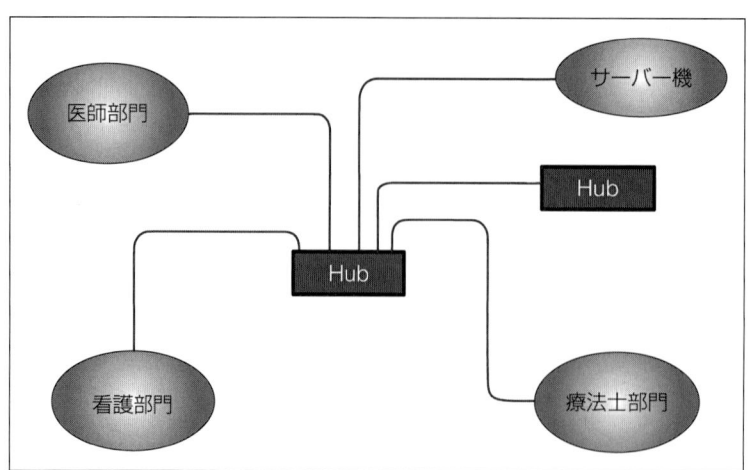

図11 スター型の LAN 形態
Hub を中心にコンピュータを配置でき，初心者でも配線しやすい．

　このような環境に必要不可欠なハードウェアが訓練室一体型病棟と LAN である．訓練室一体型病棟に関しては別項に譲り，ここでは LAN 環境を利用したデータベースの役割について述べる．

　訓練室一体型病棟では，各職種が face to face でコミュニケーションをとることが容易である．いつでも，どこでもコミュニケーションがとれる，お互いの仕事内容がよく見えるなどの利点を持つ．ただし，この方法の大きな問題点の1つは情報の偏りである．短時間の意見交換では緊急性の高い情報や，問題症例，難解課題が取り上げられやすい．逆にいえば，リハビリの進行が順調と思っている症例，定型的な治療経過はあまり扱われない．しかし，この取り上げられにくい部分の中に伝えなければならない必要な情報が入っているのである．このような情報の偏りを是正・補完する手段としてデータベースが位置づけられる．

　実際に使用している共同閲覧を目的にしたファイルを例示する．図8は伝言板方式の連絡用ファイルである．ゴールや進行状況など週に一度の割合で各スタッフが個々に更新する．図9は事故報告用のファイルである．他部署で起きた事故も情報を共有でき，再発防止やリスク管理強化に有効である．図10はカンファレンス形式のファイルである．評価結果など一目瞭然である．このような FIT の中では，各部署の情報共有のツールとしてデータベースの果たす役割はたいへん大きい．

4）ネットワークシステム概要

　ネットワーク環境は Mac OS-X server がインストールされた端末をサーバーとしたスター型の配線である（図11）．1～5階病棟，訓練室，医局，事務部門などを結んでいる．アプリケーションはファイルメーカー社製ファイルメーカープロ 5.x～6.x を使用している．プログラム作成の容易さ，スクリプト機能の多彩さ，他のアプリケーションとの互換性の高さ，Windows OS と Mac OS どちらでも使える汎用性の高

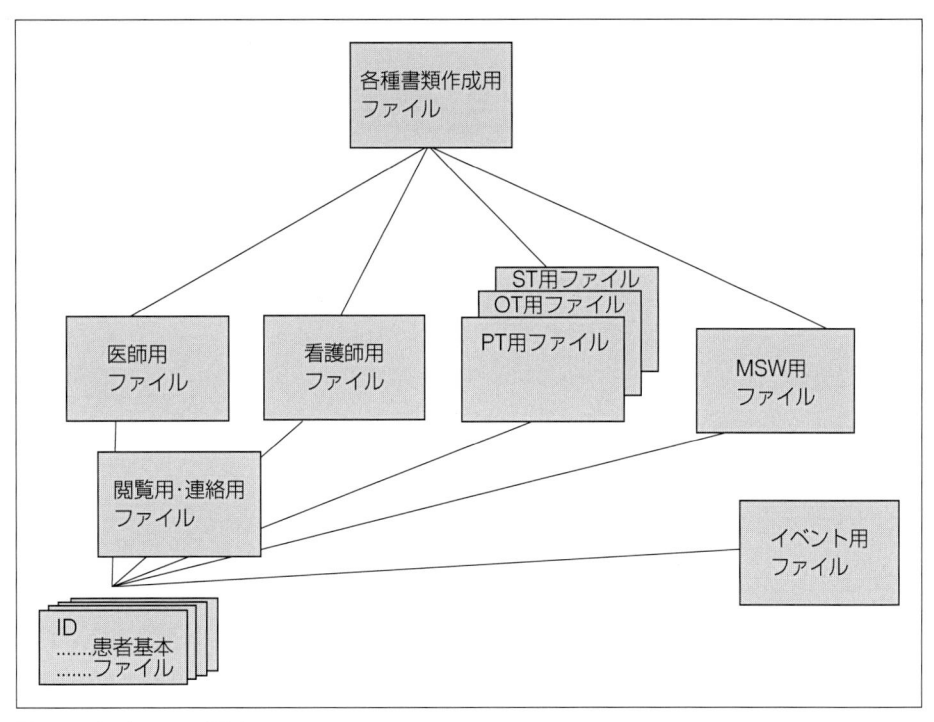

[図12: データベース概要を示す階層図。各種書類作成用ファイルを頂点に、医師用ファイル、看護師用ファイル、ST用/OT用/PT用ファイル、MSW用ファイル、閲覧用・連絡用ファイル、イベント用ファイル、ID患者基本ファイルが関連づけられている]

図12 データベース概要

さ，レイアウトの美しさなどがこのアプリケーションを選ぶ理由である．複数のファイルメーカープロファイルはファイルメーカープロサーバーというサーバーアプリケーションにて管理，制御されている．なお，Mac OS を用いたこのような環境は特別なコンピュータエンジニアなどがいなくても構築できることをつけ加えておきたい．

5）データベース概要

　データベースは複数のファイルメーカープロファイルで構成されており，それぞれのファイルにある患者 ID 番号を鍵として関連づけられている．具体的には，患者基本情報，医師用，看護師用，PT 用，OT 用，ST 用，MSW 用などの各部署専用ファイル，共通情報の基盤となる患者基本ファイル，訓練時間割や回診・カンファレンスなどの各種イベントの管理・制御を目的としたイベント用ファイル，各職種の相互閲覧を目的とした閲覧・連絡用ファイル，カンファレンス・リハビリテーション総合実施計画書などへの転用などを目的とした各種書類作成用ファイルなどで構成されている（図12）．

　なお，本データベースは藤田保健衛生大学リハビリテーション部門のデータベースプロジェクトグループ作成のオリジナルである．リハビリ専門病院でも，コンサルテーション中心の大学病院でも使いやすいように工夫してある．希望者には販売も行っている．

〈永井将太〉

3. 回復期リハビリテーション病棟仕様

　FITは，2000年から開始された回復期リハビリ病棟制度以前より構想されていた．回復期リハビリ病棟の規格は，結果的にはFITを受け入れることのできるものであり，FITの医療経済的根拠となった．七栗サナトリウムのFITも回復期リハビリ病棟を舞台に行われている．

　そこでこの項では，医療保険制度上，回復期リハビリ病棟となるための基準，仕様，経済的効果をまとめた．

1）回復期リハビリテーション病棟とは

　回復期リハビリ病棟は，「脳血管疾患，脊髄損傷等の発症3カ月以内」，「大腿骨頸部，下肢または骨盤などの骨折後3カ月以内」，「外科手術または肺炎等の治療時の安静により生じた廃用症候群を有する，手術後または発症後3カ月以内」，「これらに準ずる状態」の患者に対する，ADL能力の向上による寝たきりの防止と家庭復帰を目的としている．必要に応じて病棟などにおける早期歩行，ADLの自立などを目的とした理学療法または作業療法が行われるためのリハビリプログラムを医師，看護師，理学療法士，作業療法士などが共同で作成し，回復期リハビリを要する状態の患者が常時80％以上入院している病棟である．満たすべき施設基準，人員基準がある．

2）診療報酬算定条件

　回復期リハビリ病棟入院料は1日1,680点（16,800円）で，当該病棟に入院した日から起算して180日を限度として算定するものである．

(1) 施設基準
- リハビリテーション科を標榜していることが必要である．
- 病院もしくは病室単位ではなく病棟単位での評価である．
- 一般型病棟・療養型病棟どちらの病棟でも算定可能である．病棟構造が療養病棟の場合でも完全型である必要はない．
- 病棟の病床数は原則として60床以下である．
- 病室の床面積は内法で1床当たり6.4 m²以上である．一般病棟であっても，1床当たり内法で6.4 m²あればよく，1室が4人床以下の必要はない．
- 廊下幅は，片側居室1.8 m以上，両側居室2.7 m以上が望ましい条件である．
- 入院患者の利用に適した浴室およびトイレが設けられていることが必要である．浴室は，老人保健施設，特別養護老人ホームのような特浴を意味するのではなく，障害者の自宅復帰，ADL向上を目指した構造上の配慮が行われていることが必要である．

- 総合リハビリテーションA・B施設もしくは理学療法(II)＋作業療法(II)の施設基準を有することが必要である．

(2) 人員基準
① 医師
- 病棟に常勤・専従の医師1人を常勤として配する（複数の医師で40時間を勤務することは不可）．
- 専従とは原則的に他の業務と兼務できないことをいう．
- 常勤の規定は，当該病棟を有する病院の規定に準ずる．原則的に週に5日以上で40時間以上勤務していることが望ましい．手術等で病棟の診療に携わることが不可能な時間帯を定期的に設けることは認めない．
- 専従の医師は他の病棟の患者の受け持ちにはなれない．専従の医師が外来診療を週に1コマ程度行うことは可能である．その場合，当該病棟の患者をすぐに診療できる体制を必要とする．
- 専従の医師は日本リハビリテーション医学会の専門医・認定臨床医である必要はないが，リハビリ科の医師でなければならない．
- 病棟専従の医師はリハビリ施設基準の必要配置人員と兼務できない．

② 療法士
- 病棟に専従の理学療法士2人，作業療法士1人以上を常勤として配する．
- 病棟専従の理学療法士・作業療法士はリハビリ施設基準の必要配置人員と兼務できない．
- 総合リハビリテーションA施設には理学療法士5人以上，作業療法士3人以上の配置が義務づけられており，回復期リハビリ病棟を1病棟設置したときには合計で，理学療法士7人以上，作業療法士4人以上が必要となる．
- 総合リハビリテーションB施設には理学療法士，作業療法士が各6人以上で，合計15人以上の配置が義務づけられており，回復期リハビリ病棟を1病棟設置したときには全体で，療法士計18人以上必要となる．
- 理学療法(II)＋作業療法(II)施設では理学療法士1人以上，作業療法士1人以上の配置が義務づけられており，回復期リハビリ病棟を1病棟設置したときには合計で理学療法士3人以上，作業療法士2人以上が必要である．

③ 看護師
- 看護職員は3：1以上（患者3人に看護職員1人以上，その40％以上が看護師），看護補助者は6：1以上とする．

(3) 運用基準
① 回復期リハビリテーション病棟適応患者
回復期リハビリの必要性の高い患者が80％以上入院していることが基準である．
- 回復期リハビリ病棟適応患者は入院時に以下の条件を満たしていることが必要で

ある．
   a. 脳血管疾患，脊髄損傷の発症後3カ月以内の患者
   b. 大腿骨頸部，下肢，骨盤などの骨折の発症後3カ月以内の患者
   c. 外科手術，肺炎などの治療時の安静により生じた廃用症候群を有しており，手術後または発症後3カ月以内の患者
   d. 病棟専従のリハビリ科医師が医学的に判断し，上記に準ずると考えられる患者
- 入院期間は当該病棟に入院した日から6カ月以内とする．
- 上記の要件に該当しない患者が入院した場合には，病棟種別に応じて一般病棟入院基本料5または療養病棟入院基本料1を算定する．一般病棟入院基本料の場合は指導管理料・検査・画像診断・投薬・注射・処置などは出来高で算定する．また，一般病棟・療養病棟とも届け出していれば各種加算の算定が可能となる．
- 当該病棟を立ち上げるときは届出書類を提出するが，当該病棟の立ち上げ時には，「入院時に発症3カ月以内」との要件を，かつて当該病棟に入院した日が発症から3カ月以内と読み替えることができる．
- 1カ月間であれば，リハビリ対象患者が80％に10％足りない期間があっても回復期リハビリ病棟として機能することは可能である．2カ月連続して80％未満となる場合は，回復期リハビリ病棟として機能することはできない．
- 当該病棟に入院中の患者が手術や他の疾患により，他の病棟に転棟し治療を行い，その後再び元の疾患のリハビリ目的で回復期リハビリ病棟に戻った場合にも，180日間の残りの期間は回復期リハビリ対象患者として算定可能である．
- 急性に発症する脳血管疾患等（頭部外傷，脊髄損傷，大腿骨頸部骨折を含む）が回復期リハビリ病棟入院中に生じ，引き続き入院する場合は発症日がリセットされ，直近の発症日から180日間，回復期リハビリ入院料が算定可能である．

②リハビリテーション総合実施計画
- 入院後短期間（1週間以内が望ましい）のうちに計画書を作成すること．
- 本計画書は診療報酬上リハビリの項目であることから出来高払いであり入院初月，2月，3月，6月に算定できる．
- 入院期間が短期間の場合は1回のみの作成もありうる．
- 計画書を作成しない場合のペナルティーはないが，実施しない例は回復期リハビリ病棟の適応患者から除外される．

③リハビリテーション
- 回復期リハビリ病棟に専従の理学療法士・作業療法士が対応可能な患者は，当該病棟入院患者に限り，他の病棟に入院中の患者，外来患者・在宅患者などの対応はできない．
- 専従の理学療法士・作業療法士が訓練を実施する場所は，当該病棟内に限らず，病棟，訓練室等のいずれでも良く，実施したリハビリは，患者1人当たり1日6単位まで（理学療法，作業療法は1人上限を3単位とする）を上限に出来高で算定可能である．

- 専従でない理学療法士・作業療法士・言語聴覚士が当該病棟に入院する患者についてリハビリを実施することは差し支えなく，この場合も実施したリハビリは従来通り，患者1人当たり1日6単位まで（理学療法，作業療法，言語療法は1人上限を3単位とする）を上限に出来高で算定できる．
- 上記，言語聴覚士がリハビリを行う場合は，当該施設において言語聴覚療法（Ⅰ）か（Ⅱ）の施設基準を有することが必要である．
- 当該病棟において回復期リハビリ病棟入院料を算定している患者に対し1日に行われるリハビリが複数回にわたる場合であっても，療法士1人当たり上限3単位までは算定できる．

④ その他
- 特定入院料であることから，病院全体の在院日数を算定する対象病床からは除外される．
- 食堂加算等の食事に関する加算は，診療にかかわる費用ではないことから算定可能である．

3）経済的側面

　現行での回復期リハビリ病棟で，患者1人当たりの診療報酬は1,680点（包括払い）＋リハビリ（出来高）である．したがって，回復期リハビリ病棟でのリハビリを入院期間180日以内に最大限集中して行うと，患者1人当たりの診療報酬が高くなる．

　リハビリの診療報酬は療法士による個別療法，集団療法ともに20分を1単位，1日18単位までを上限とし，総合リハビリテーションA・B，言語聴覚療法（Ⅰ）の施設では，個別250点，集団100点，理学療法（Ⅱ）＋作業療法（Ⅱ），言語聴覚療法（Ⅱ）の施設では個別180点，集団80点と設定されている．

　当然，回復期リハビリ病棟においても総合リハビリテーションA・B，言語聴覚療法（Ⅰ）の資格で療法士が個別治療・訓練を行うほうが経営的に有利である．この条件で60床の回復期リハビリ病棟〔このうち50人（約80％）が回復期リハビリ対象患者〕の診療報酬を以下に計算する．

　1ヵ月を30日として，日曜日を除く毎日6単位のリハビリを行った場合，1ヵ月の診療報酬は，1,680点×30日＋(250点×6単位)×26日＝89,400点となり，これは現在の医療収益の中では非常に効率よく高い水準である．

　50人の患者が1日1人6単位（1単位は20分の療法士による個別治療，訓練）のリハビリを受けるとすると1日300単位（50人×6単位）の療法士の治療，訓練が必要になる．この体制を療法士の週40時間勤務で行うと1日3人（17人÷6日）の休日が必要になり，実質20人の療法士を雇用する必要がある．

　前述のように回復期リハビリ病棟基準による療法士数は総合リハビリテーションA施設11人，B施設18人であるものの，これは施設全体に対する人数である．この基準を超えて多数の療法士を雇用している病院は少数であり，一般病棟，療養型病

棟，外来を持つ施設では実際に回復期リハビリ病棟に携わる療法士が極端に少なくなり，上記の診療報酬上の恩恵を受けられないようである．

　七栗サナトリウムでは，入院218床中，約120床がリハビリ対象の患者である．このうち，52床が回復期リハビリ病棟で，病床稼働率95％程度，療養型病棟規格準拠（廊下は3mと6m幅），回復期病棟適応患者が95％以上（その多くは脳血管障害患者），総合リハビリA施設，看護3：1などとなっており，上記の規格を満たしている．
　担当する療法士は，理学療法士18人，作業療法士14人，言語聴覚士4人の36人がFITに携わっている（2003年7月現在）．特に，回復期リハビリ病棟には日々，20人の療法士が参加し，1人当たりの診療報酬は月90,000点を超えている．
　結果的に経営的にも赤字とならない状態を維持できており，理想的なリハビリプログラムを安心して行える環境であると結論できよう．

（金田嘉清・園田　茂）

● 文献
1) 佐々木正人：アフォーダンス―新しい認知の理論. 岩波書店, 東京, 1994
2) 玉垣　務：リハビリテーションとアフォーダンス―なんでそんなに動けるの？　怖いもの知らずのK君から学んだもの. 発達22（通算87）：23-29, 2001

4 ソフトウェア

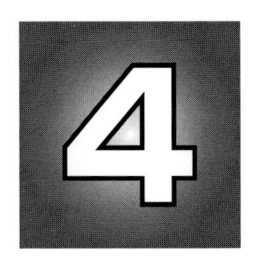

◆ 要約

1. 治療チーム，2. 療法士チーム

多職種介入が原則であるリハビリテーション医療のチームの形態としては multidisciplinary, interdisciplinary よりも transdisciplinary team が望ましく，FIT プログラムもそれを志向している．担当スタッフが共通の認識を持って接することにより，患者は安心して自分が何をすべきか自己決定することができる．週7日訓練を実現する療法士システム，Triangle-Pairs (TriP) は3人の療法士で1グループを作り，各患者に主担当・副担当をつけ，主担当が休みの時は副担当が訓練を担当する．主担当副担当間の申し送り時に，日常的に患者に関する議論が行われ治療の客観化や技術的向上に結びつく．

3. ナースチーム

リハビリテーションチームにあって看護職はもっとも難しい課題を担っている．FIT プログラムでは，「訓練室一体化病棟」の導入により複雑な治療構造を単純化し，より一貫した対応を可能にした．また，患者の活動能力をオンタイムで精密に把握することで，生活援助と自立支援の両立を可能にした．さらに，動線の最短化と病室・廊下死角の最小化により看護職が患者の病棟生活を守りやすい条件を達成した．訓練室一体型病棟での患者の様子は明快なメッセージとして家族に伝えられ家族の患者理解に役立つ．

4. 家族教育

患者・家族教育は脳卒中の帰結を高めると報告されている．リハビリテーション入院（転院）時点で，入院目的とゴールを把握している家族はごく少ない．リハビリテーションをする上で何が問題となるのか，麻痺は治るのか，リハビリテーションがアプローチするポイントはどこなのか，どこまで到達したら退院なのか，などの点を説明し，理解してもらう必要がある．また，退院指導も必要である．FIT プログラム対象者には毎週1回，入院した週の土曜日の午前11時からの1時間，家族教室を行っている．FIT プログラムは方向性の明確なプログラムのため，FIT プログラムの内容説明を中心に据えている．

5. 患者教育

訓練室での「できる ADL」を病棟生活場面での「している ADL」に反映させていくこと，そしてそれを支援することが必要であり，看護師-作業療法士合同病棟訓練が役立つ．同時に家族の病棟内介護体験，それを踏まえての個別性の高い退院指導が退院後の患者の能力維持とより長い快適な在宅生活につながる．回復期リハビリテーション病棟に入院し，病棟でも訓練室でも学習者でいなければならないという一見，大変にみえる FIT プログラムの負担に対する患者の反応は概ね良好である．

1. 治療チーム

1）一般的なチーム形態の紹介

　　　　　　　　多職種介入が原則であるリハビリテーション（以下，リハビリ）医療はチームアプローチが基本といわれる．チームの形態には，multidisciplinary，interdisciplinary，そして，transdisciplinary という3つがある（図1, 2）．ここで，"discipline" は「専門分野，学科」，"disciplinary" は「専門分野の」という意味である．multidisciplinary あるいは interdisciplinary team では，医療者の個々の役割・機能は決まっていて，患者はその必要性に合わせて対応する役割の医療者を求める．両者の違いは，前者が個々の医療者間に機能的連絡が少ないのに対し，後者ではしっかりした機能的連絡が存在する点にある．Transdisciplinary team では，患者の必要性がまず存在し，その必要性をそこに存在する医療者で流動的に区分し担当する．そのため状況に応じて医療者の役割が変動する[1]．

2）FIT プログラムにおけるチーム形態：Transdisciplinary team

　　　　　　　FIT プログラム（以下，FIT）では訓練室一体型病棟を舞台に，医師，看護師，療法士，ソーシャルワーカーといった専門職が有機的に臨床を行う．互いの活動が目に見える，いつでも，どこでも集まることができるといった環境を活用して相補的に他の職域への介入を行い，まさに transdisciplinary team の様相を呈している．つま

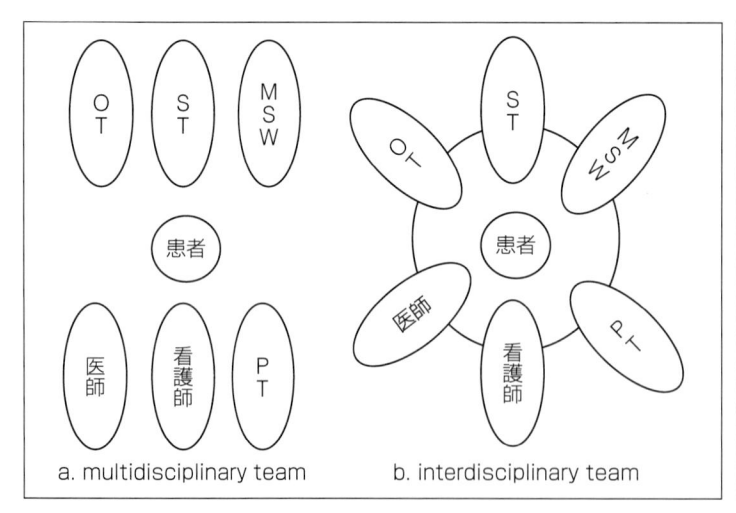

図1　multidisciplinary team と interdisciplinary team
a が個々の医療者間に機能的連絡が少ないのに対し，b ではしっかりした機能的連絡が存在する．
MSW：医療ソーシャルワーカー，OT：作業療法士，PT：理学療法士，ST：言語聴覚士

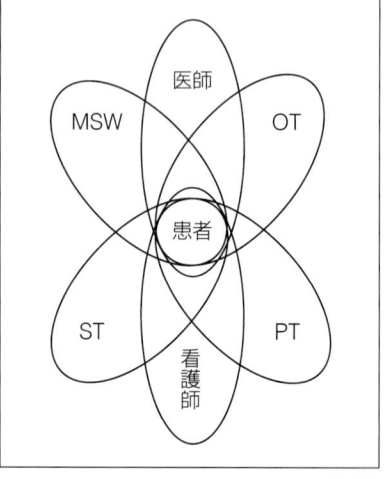

図2　transdisciplinary team
transdisciplinary team では，患者の必要性がまず存在し，その必要性をそこに存在する医療者で区分し担当する．そのために医療者は状況に応じてその役割が変動することを前提にしなければならない．

り，たとえば看護師は時にADL〔activities of daily living；日常生活活動（動作）〕の指導者であり，時に在宅生活のコーディネーターであったりと，患者の状況と必要性に合わせその役割の比重を変えている．このような適切な役割の変化は，密な情報交換があって初めて可能である．情報不足からくるその場限りの対応でtransdisciplinaryを実行しようとすれば，かえって患者の混乱を招く．担当の医療者が皆，共通の認識を持って接してくれることにより，患者は安心して自分が何をすべきか自己決定することができる．FITでは，このような役割補完を自然に行いながら治療が進められている．

2. 療法士チーム

われわれはFIT開始に際し，療法士の新しい訓練システムTriangle-Pairs（TriP）を開発した．ここではその開発の経緯とシステムの実際を説明する．

1）開発の背景

通常，療法士の世界では，患者1人につき療法士1人が対応する主担当制が一般的である．これは，担当療法士が1人のほうが訓練の継続性，情報収集，業務の整合性などの観点から見た場合，有利なためと思われる．ほとんどの施設で主担当制を導入しており，このシステム自体を疑うものは少ないようであった．しかし私たちは，療法士が休むと訓練できない，療法士の患者抱え込みによる治療の閉鎖性や説明不足など，この担当制に大きな問題があると認識していた．

また，FITでは毎日訓練を基本としているため，主担当制では根本的に患者への対応が困難であった．つまり，患者は週7日の訓練を行っても，担当療法士には週2日程度の休日が必要であるからである．この休日の穴を埋めるために，担当外の療法士が効率良く訓練を行うシステムが必要であった．

ところで，このような視点から見た療法士の複数担当制に関する先行文献はほとんど見当たらなかった．そのため，TriPの開発に際し，いくつかのシステムをデザインし実際に試みた．ここではその経過をたどりながら，われわれが開発した新しい療法士の複数担当制であるTriPについて説明したい．

2）開発の経緯

(1) チーム担当制

特に主担当は決めず，一定数の患者群に対し，数人のセラピストを配置した．

利点はチーム内のメンバーが休んだ時の持ち患者数の調整が易しいことが挙げられる．欠点は，①主担当がいないため集中的かつ継続的に患者の評価や訓練，情報収集が行えないこと，②患者に対する責任が希薄になり，本来行うべきことを他の療

法士に依存してしまう傾向があったことが挙げられる．このような欠点から，「主担当者を必ず置く」ことを前提にシステムの調整を行った．

(2) 主担当制度（主担当1名，副担当なし）

　従来の主担当制度を継承し，主担当が休みの際は，「誰か他の者が担当する」方法である．療法士の急な病欠や休暇の際，多くの病院でこのように行われている．このシステムの利点は，主担当による患者情報・経過の把握が容易であることが挙げられる．欠点は①休暇をとる際の申し送りや時間割の変更に多大な時間を要す，②代理を頼まれた療法士は情報をほとんど持っていないため，訓練の質が低下する，③同じく情報を持っていないために家族への説明やリハビリチームへの情報提供にほとんど関与できないなどである．このような欠点から，主担当が休みの場合でも，主担当の代役が可能な副担当を置くことが必要であった．

(3) 主担当-副担当制度（主担当1名，副担当1名）

　このシステムは，これまでの問題点を修正できる内容ではあるものの，実際の運営は困難であった．すなわち，2名でチームを組んでいるので，一方が休んだ日の受け持ち患者数が倍になるためである．具体的には，10名ずつ患者を担当していたとして，ある日は10名，ある日は20名になる．日によってこれだけ人数が変動しては運営ができない．

3）Triangle-Pairs（TriP）の実際

(1) Triangle-Pairs（TriP）とは

　これまでの経緯を踏まえ，新しい複数担当制の開発に当たって，
　①主担当を必ず設ける．
　②主担当が休みの際に，患者情報を十分に把握する副担当を配置する．
　③日によって患者数のばらつきが生じないように配慮する．
の3点を重視した．その結果，Triangle-Pairs（TriP）が生まれた．
　TriPは3人の療法士で1グループを作り，1グループ当たりで18人の患者を担当する．1療法士当たり6人を主担当として受け持つ．同時に，他の2人の療法士の主担当患者をそれぞれ3人ずつ副担当として受け持つ．すなわちAという療法士がいた場合，18人の患者の中から主担当として6人，Bの主担当患者から副担当として3人，Cの主担当患者から副担当として3人の計12人を担当することになる（図3）．
　3人の中で2人は必ず出勤するようにスケジュールを組み，休んだ療法士の主担当患者は，3人ずつ残りの2人の副担当に振り分けられる（図4）．出勤した各療法士は主担当患者と（主担当が休みの）副担当患者を2：1の割合で訓練することになる．つまり，1グループ18人の患者数であれば，1日当たり主担当患者6人，副担当患者3人の計9人訓練すればよい．1グループを3人で構成するが，患者からみれば主担

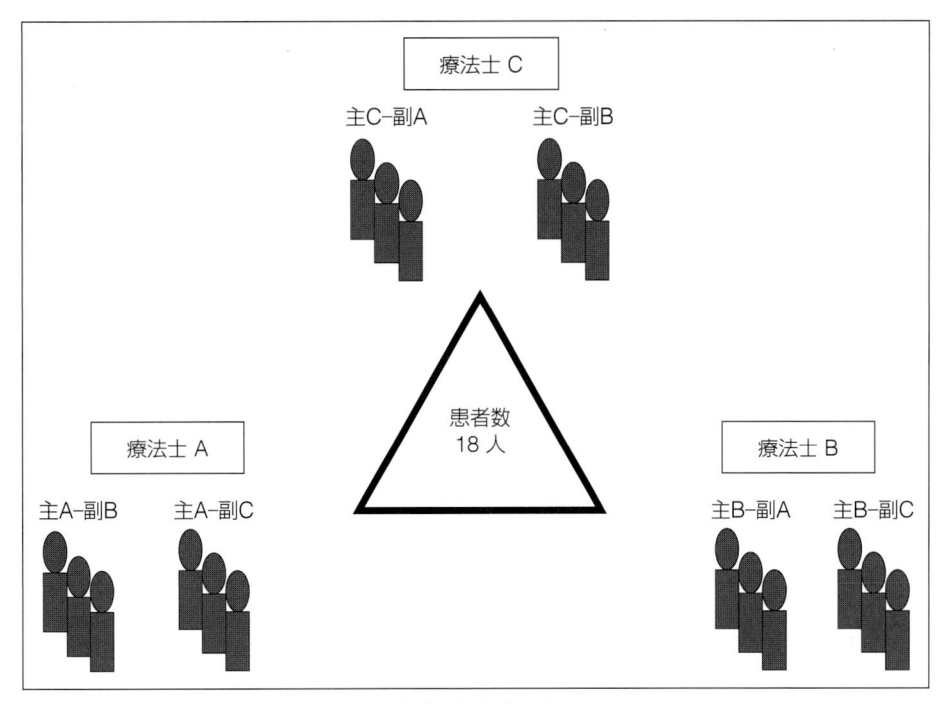

図3 Triangle-Pairs（TriP）における患者の振り分け方

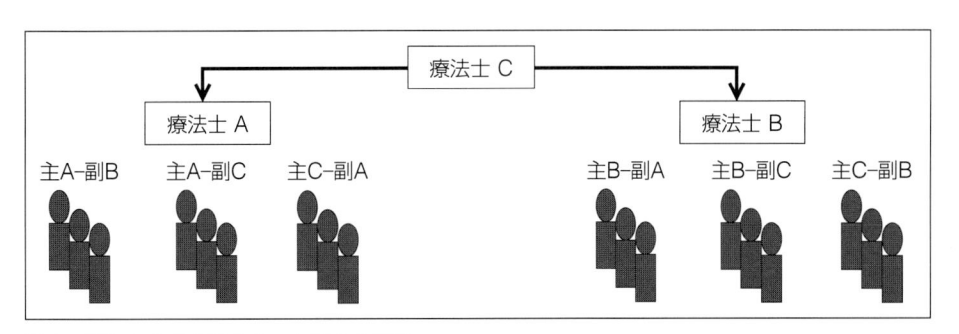

図4 療法士Cが休暇をとった場合の対応

当と副担当の2人の療法士のみから訓練を受けるのがこのシステムの特徴である．なお，1グループ当たりの担当患者数は疾患や病院の特性で適宜変えればよいが，回復期の脳卒中患者が多い病院では療法士1人当たり1日9人で個別療法2単位ずつ算定できるこの人数（1グループ当たり18人）は理想的といえる．

（2）運営上の工夫
① 訓練時間割

1人の患者を複数で担当する際の最大の問題の1つは業務の煩雑化である．訓練時間割の変更作業がその代表例である．通常の主担当制度で行っている施設でも，休暇を消化して平日に休む際には，前日の申し送りに難渋する．また，申し送りを受けた側（代理で訓練をする人）も，空き時間を作るために時間割を組み替えたりと四苦八

時間＼療法士	新谷–藤森	新谷–星居	藤森–新谷	藤森–星居	星居–新谷	星居–藤森
9:00	奥山 →		本谷		登立	
10:00		森 →	谷野		平野	
11:00		烏野 →	夏目			長
13:00		下田 →	吉田		塚本	
14:00	池田 →		野々山		坂本	
15:00	牧島 →			西尾	今西	
16:00						

図5　実際の訓練時間割
療法士"新谷"が休暇の場合，副担当の"藤森"と"星居"に振り分けられる．患者の訓練時間は変わらず担当者が変わるのみである．

苦する．週7日訓練を行った場合，このような作業を毎日行うのは，あまりにも非効率である．そこで，患者の訓練時間割に工夫を凝らした．

　一般に，訓練時間割は療法士の持ち時間枠を固定し，その中で患者を組み替えるのが通例であろう．われわれが考案した訓練時間割は，「患者の時間を固定し，担当を動かす」方法である（図5）．患者の時間は常に動かすことなく，勤務者の状況に合わせ担当が変わるのみである．これにより，休日の度に患者時間割を動かす必要はなくなり，非常に効率的になった．

②申し送り

　前述したがTriPは1人の患者に2人の療法士が担当するシステムである．そのためその1人の患者に関して申し送る相手は1人の療法士に限定される．副担当患者であれば週2〜3日の訓練を実施するわけなので多くの情報は共有できている．初診の相手に申し送るのとは違い，患者基本情報や訓練メニュー，経過などを逐一申し送る必要はない．患者の変化点，訓練メニューの変更点，新規情報などに限って申し送るので，必要時間はそれほどではない．また，この申し送りをすることにより，主担当と副担当の間で日常的に患者に関する議論が行われ，治療の客観化や技術的向上に結びつくと思われる．

(3) 療法士の感想

　複数担当制（TriP）については「訓練に関して，他者の意見が聞ける」などの，自分以外の他の療法士の存在を肯定的に受けとめる意見が多い．

　一般的に患者対療法士が1対1の主担当制度では，療法士による患者の抱え込み現

象，いわゆる"my patient"と呼ばれる状態に陥りやすい．それは患者との用手接触の機会が多い療法士は患者との親密度が高くなりやすく，転移・逆転移（患者治療者間の恋愛感情）が生じやすいためと思われる．このような状態は患者の自立を主目的にするリハビリ医療にとって，患者の依存心を生みやすく，医療者離れできないという意味では不適切である（もちろん適度な信頼関係は必要であるが）．また，第三者による治療や評価の提案・批判を受ける機会も少ないことから閉鎖的で主観的な治療・評価につながりやすい．

一方，複数担当制であるTriPは，同一の患者を複数で担当することにより，ゴールや治療に対する提案・批判を受けることがシステムとして取り込まれる．従来の主担当制でも他者との意見交換は行われていると思われるが，TriPではシステムとして行われている点，すなわち，毎日の業務の中に取り組まれている点が大きく異なる．複数の療法士が関わる分，評価や治療結果はより客観性を増し，エビデンスの構築にも寄与しやすい．また，このような環境は，若い療法士の卒後教育としても最適な環境である．さらに加えて，TriPでは，3人1組の小グループを複数作ることから，各グループの中で，患者調整やスケジュール管理などのリーダー的役割を担う者を複数育成できるメリットもある．

TriPの問題点としては申し送り業務の時間的増加や，不定休ゆえに装具作製やカンファレンスなどの特定日のイベントに参加できないことがあるなどの声もあった．

(4) 患者の感想

TriPを始めてから，同一職種の療法士を比較することが可能になったため，「あなたは良いけど，もう1人の先生はあまり良くない」などの相対的比較を受けるようになった．これは，一度担当が決まってしまえば，退院時まで一蓮托生の関係になる主担当制度ではあまりみられない発言である．療法士に限らず医療職はこういった意見をもらうことは少ないであろう．サービス業としてその質を上げていくためにも，他者と比較される環境は非常に好ましいと考えている．

(5) まとめ

療法士という専門職は比較的その歴史が新しく，また，誕生当初から，保険診療上の優位性なども手伝い，いわゆる「売り手市場」であった．そのため，その勤務形態を患者のニードから見直すという視点には乏しかったと思われる．しかし，緊急状態に休日はないという「医療の毎日性」とその専門性の中心である治療的学習からみた「訓練の毎日性」からみて，現在の主担当制度は入院患者治療には不適切といえる．また，治療の客観性や説明性にも同一患者に対する複数の療法士の視点が必要である．

〔永井将太〕

3. ナースチーム

　回復期リハビリ病棟は，急性期の生命危機を脱した患者を速やかに受け入れ，生活の再建という視点で，寝たきりを防止し，日常生活活動（ADL）能力の改善を図り，そして，生活の質（QOL）の向上，社会復帰を目指して，チーム・アプローチを実践する場である．その中で，24時間の病棟生活すべてをリハビリに結びつけて，ADL自立に向けて患者を支援する看護職（看護師・介護福祉士）の役割は大きい．

　回復期リハビリ病棟の対象者は，残された機能を最大限に活用して，1人の社会人として自分らしく生きることを目標としている．社会参加（社会的不利）の階層と活動（能力低下）の階層との関係は一定ではないが，能力低下への介入は個人の自由度を増やすという点で最も重要な課題であり，FITにおいても装具や杖などを用いての「移動の獲得」と道具や工夫による「身の回りの自立」の2つを基本柱とし，「自らする」という目標を患者と医療者とで共有して学んでいく．そこで，看護職は患者の意思決定を反映させた支援をしつつADL訓練に力点を置き，チームとして常に連携して情報を共有し，互いに専門的知識・技術の充実を図っている．さらに，看護師は，疾患のコントロール，医学的・行動的リスクの管理，二次的機能障害の予防，家族関係の調整，地域との連携など多彩なニーズに対応し，リハビリチームの要として機能している．

　ここでは，看護職のあり方を簡単に解説した上で，看護からみたFITの利点について触れたい．

1）観察の視点

　看護職が回復期リハビリ病棟で観察すべきポイントを列記する．①疾患の理解，治療内容の把握，機能帰結の予測により患者の全体像を知る，②チーム共通の評価基準を使用しながら訓練レベルと病棟レベルでの違いを評価する，③合併症の予防と急変事への適切な対応のための観察を怠らない，④摂食・嚥下障害を基準化した視点で評価し，かつ，その個人に対応した看護・介護を実施できるよう検討する，⑤排尿・排便障害を基準化した視点で評価し，かつ，その個人に対応した看護・介護を実施できるよう検討する，⑥言語障害や認知障害に適切な看護・介護を実施できるよう観察する．

　以上，患者の日常生活場面での観察と身体評価を総合して問題点を明確にする．そして，その最新評価をオンタイムでチームに反映する．

2）チェックリスト

　FITでは，わが国の従来の脳卒中リハビリプログラムより，高速で高濃度のリハビリ治療がなされるため，医師，看護師，療法士，MSWが，オンタイムに情報を共

有し，一貫性のあるチームアプローチを実施する必要がある．その際，アプローチ内容を共有するため「チェックリスト」を使用している．

　チェックリストは，クリニカルパスの前身版（初期障害類型と予測帰結レベルに応じたクリニカルパス作成は現在進行形である）であり，入院から退院までの標準的2カ月モデルを想定して作成されている．そこには経時的流れに沿って，医師，看護師，療法士，MSWの役割と治療内容が組み込まれている．

　看護師は病棟生活におけるADLの自立度や問題点の呈示をする．その上で，問題点解決の方向性を導き出すマネジメントをする．ADL評価には，リハビリチーム共通のFIM（Functional Independence Measure；機能的自立度評価法）を用いている．

　チェックリストの経時的流れに沿わない症例については，リハビリチームで患者のベッドサイドに出向き，問題点と対応策を患者と共有し解決を目指す．家族とのコミュニケーションを密にして医療者との信頼関係構築の架け橋になって，家族をも含めた到達目標を設定する．

　チェックリストの使用により，統一された目標への意識づけを明確にし，自己の治療計画へのフィードバックをかけることができる．

3）回復期リハビリテーション病棟における介護福祉士

　介護福祉士は，「観察」，「安全」，「正しい介護技術」を基本にして，チーム医療の一員として「高いADL自立」を目標に介護にあたっている．その中でも脳卒中病棟で重要な役割は高次機能障害患者へのアプローチ「レクリエーション」の提供である．

　レクリエーションは，注意障害，認知障害などにより自発性が低く通常のリハビリ治療の学習効果が得られにくい患者に対して特に意味がある．このような患者は身体的にはベッドからの離床が可能であっても「自ら進んですること」ができない．そこで，「椅子に座りっぱなし」状態から脱却して身体を動かすことで，覚醒レベルの向上，活動量の確保，そして何よりリフレッシュ効果を期待してレクリエーションを導入するのである．毎週定期的に実施し，時には言語聴覚士と協働する．

4）看護職とFITプログラム（表1）

　リハビリ医療はチーム医療である．看護職である看護師，介護福祉士は多くの専門職との協業をしていかなければならない．その中にあって，看護職は，もっとも難しい課題を担っている．つまり，①看護職の24時間体制，②複数役割の担当，③生活援助と自立支援の両立，④医学的問題と生活の問題，⑤家族との架け橋，という課題である．以下に各課題の概要とFITのもたらす効果について簡単に解説する．

　①看護職の24時間体制：看護は患者の入院生活の全日を担当するため，24時間体制となる．そのため，2交代もしくは3交代という勤務シフトとなり，看護師と患者との関係は，原則的に多対多となる．一般に医師や療法士は主担当制であり，その基本は単対多で，実際の対応場面では単対単となり個別性が高く，対応関係形成は比較的

表1 リハビリチームにおける看護職の課題とFIT

課題	問題点	FITの効果
①看護職の24時間体制	患者との多対多の関係性	治療構造単純化 コミュニケーション増強効果
②複数役割の担当	患者との混合的役割関係性	役割の単純化 意識的な役割形成
③生活援助と自立支援の両立	今日の援助は明日の自立を阻害する	難易度把握の精緻化
④医学的問題と生活の問題	医学的管理と生活管理の優先性葛藤	訓練室一体型病棟による業務効率化 病棟デザインによる看護業務支援
⑤家族との架け橋	患者・家族の新生活への納得	情報量増加を伴う明快なメッセージ コミュニケーション促進

(詳細は本文を参照)

容易である．それに対し，患者からみて多数の医療者が入れ替わり立ち替わり関係する場合，申し送りの不十分さや表現の微妙な違いが良好な関係性をしばしば損なう．

FITでは，リハビリの持つ複雑な治療者役割構造を「訓練室一体型病棟」の導入により単純化し，多対多であっても，より一貫性を持った対応を可能にして，この問題を軽減している．また，訓練室一体型病棟の空間効果とLANデータベースによるコミュニケーション増強が，看護職内の対応一貫性をより精緻なものにしている．さらに，FITでは，療法士や医師もそれぞれ治療チームを形成しているため，看護職の抱えるこの問題に対する共通認識を持ちやすい．

②複数役割の担当：看護職は医師と療法士の間にあって，複数の役割を担当している．リハビリ患者は患者，学習者，障害者役割を持っているが，医師の前では患者役割が強く，療法士の前では学習者役割が強くなりやすい．つまり，医師や療法士とは比較的単純な役割関係になりやすい．しかし，看護職の前では，すべての役割が混在しやすく，その混合程度は，場面によっても，入院時期によっても，個人の持つ態度によっても異なってくる．したがって，リハビリ医療において，患者-看護職間は役割関係が最も複雑になりやすい．

FITでは，訓練室一体型病棟を舞台にして意識的に役割関係を単純化し，比較的新しい「学習者役割」を前面に出した治療構造形成を目指している．そこでは，患者や家族は旧来から持っていた無意識的役割から解放されやすい状況にある．この単純化の恩恵を最も受けるのが看護職といってよいだろう．

③生活援助と自立支援の両立：病棟生活において，生活の介助行動と自立の支援行動の使い分けは，実際には複雑である．「今日の援助は明日の自立を阻害する」という格言はしばしば真実である．「できるADLとしているADL」問題は，この格言の意味するところを別の角度から指摘したものとみることもできる．つまり，患者からみたADL課題の難易度を正確に把握しないと，必要な援助とよけいな援助，そして，タイミングよい促しと無理強いのような促しの峻別が困難になる．

FITでは，患者の活動能力をチーム全体がオンタイムで精密に把握しやすく，訓練室と病棟での患者の行動格差を最小限にできる治療構造になっており，そのため，

生活援助と自立支援それぞれの必要度を高い精度で把握しやすく，従来難しかったその両立を可能にする．

④ 医学的問題と生活の問題：看護職は，患者の病棟生活を守るため，医学的管理と生活管理の両者を扱う．もちろん，リハビリ病棟では両者は同時に発生している．たとえば，「救急処置を必要とする呼吸困難」と「トイレに行きたくてがまんできなくなってナースコールで看護師を呼ぶ」という事態は，医学的にいえば前者の緊急性が高いことは当然であるが，各患者にとっては共に緊急性が高い課題であり，「後者については後回しでかまわない」と納得できることはない．

FITは，ソフトウェアとハードウェアを一体として考えたシステムであり，その病棟は，看護職が行動しやすい環境になっている．たとえば，リハビリ病棟では一般に訓練室への患者送迎にかかる人手は少なくないが，訓練室一体型病棟であるFITではこの手間は不要となる．また，ナースステーションから直接見聞きできる範囲に重症部屋の4人床1室と個室2室を配置し，夜間帯における対処を容易にしている．また，看護者の動線の最短化と病室・廊下の死角を最小化してある．このような配慮から，看護職が患者の病棟生活を守りやすい条件を達成している．

⑤ 家族との架け橋：リハビリ医療では，患者の能動性だけでなく，家族の積極的参加（コミットメント）が要求される．患者は決して元通りの身体になって家へ帰るわけではないからである．このような事態には，家族も患者同様に混乱している．その家族に患者の様子や今後を伝え，その準備を始めてもらわなければならない．看護職は，リハビリチームでなされた評価・介入をまとめて家族に伝え，また，病棟生活を患者や家族と一緒に体験し，これからするべきことを頭と体で理解してもらうよう努める．

FITでは，訓練室一体型病棟での患者の日常活動や訓練内容が矛盾なく明快なメッセージとして家族に伝えられる．また，土・日曜日も通常通り訓練が行われているため，家族はそれを実際に見たり療法士から直に話を聴くことができ，患者の様子を把握しやすい．さらに，家族教室が毎週土曜日に行われ，その理解を促進する．

〔川北美奈子〕

4. 家族教育

1）家族教育の重要性

リハビリを行う上で，家族のリハビリへの積極的参加は重要な要素である．患者・家族教育が脳卒中の帰結によい効果をもたらすことはForsterらのCochrane review[5]を参照しても明らかである．

脳卒中リハビリにおける家族教育では，内科・外科的病状の理解，リハビリ上の問題点の把握，リハビリ治療法の理解，退院後生活のイメージ化，社会資源の理解など

が教育目標となろう．この項では，まず，脳卒中患者の家族にどのような点を理解してもらえればよいかを概説する．次に FIT を活かすために行っている家族教室の説明を行う．

(1) リハビリテーション入院について

リハビリ入院（転院）した時点で，この入院の目的とゴール，すなわちどのような状態に至ったら退院であるのかを把握している家族はごく少ない．多くの場合，脳卒中の救命が成功したと理解し，「後はリハビリである」と説明されてきている．ではリハビリでどう変わるかと問うと，「主治医から聞いていない，治ると良いと思う」と答える場合がほとんどである．

そこで，リハビリをする上で何が問題となるのか，麻痺は治るのか，リハビリがアプローチするポイントはどこなのか，どこまで到達したら退院なのか，などの点を説明し，理解してもらう必要がある．

家族が上記を理解すれば，患者の進むべき方向に患者を家族が誘導できる．訓練の進捗状況も了解しやすくなり，退院に向けての心構えもできやすい．1 日の生活自体が訓練となるという FIT の趣旨も，家族の協力が得られればさらに容易に実現できる．

(2) 退院に向けて

退院後の在宅生活を考えた場合，家族は患者への指導，患者の介護，在宅生活の設計などを求められ，またしばしば家族の中での役割交換を迫られる．以下にこの過程の中での家族指導の必要性を述べる．

患者は，入院リハビリにて残った機能を最大限に活かす方法を覚える．この時の指導者は，療法士，看護師，医師である．しかし，退院後，患者が獲得した能力を維持・改善していくための訓練につきあい，指導していくのは同居家族である．そのため，家族は自分が指導者の役割を持つことを認識し，また指導内容を把握しなければならない．

脳卒中による障害が残存すれば，家族は介護者としての役割を求められる．スムーズに介護を行うために，患者の能力および介護方法を知らなければならない．また，障害のある患者が，在宅生活で最大限の能力を発揮するには，住宅環境の整備をする必要がある．社会資源の活用などの代償手段も知らなければならない．

家族にはもともと様々な役割関係が存在する．脳卒中はその役割を変えてしまう．たとえば経済面を支えていた夫が障害者となれば妻は生活費を稼がなければならない．専業主婦が脳卒中になれば，家事・育児は夫や子供が行うことになる．後天性障害の場合，役割の補完・変更が難しい状況（たとえば，夫婦共働きで妻の仕事が忙しい，子供に手がかかるなど）であるほど，役割変更を受け入れ難い．家族からの「自分のことは自分でできなければ帰ってきてもらっては困る」，「1 人で留守番できるまでは病院に入院させて欲しい」といった発言は，役割変更への無意識の抵抗とも解釈できる．

このような家族の新たな役割の追加，変更を受け入れていくには，家族はリハビリ医療従事者より情報を得る必要があり，家族教育は重要である．

FITは患者自身の能力向上，機能改善を最短で行い，早期退院を目指している．そのため以前のリハビリよりも入院が短期間となることから，家族の役割の追加，変更を行う時間も短い．そのために入院早期から家族教育を計画することが必要となる．

2）個別指導と集団指導

家族教育の方法は，個々の患者に対して担当医師，看護師，療法士から行う方法と，複数の患者・家族を集めて行う方法の二通りある．個別指導では，各患者に合った詳細な情報を提供できる利点がある．FITでは毎日訓練による療法士，医師の休日出勤のため家族との接点が多く，個別指導が行いやすい．しかし，入院患者全員個別に概論を説明するのは，非効率的である．

集団指導は一般論を説明するのに効率がよい．脳卒中自体の説明なり，麻痺の一般経過，FITの解説といった概念を伝えるのに適している．この集団指導を聞いた上で，患者個々の説明に移ると好都合である．FITでは，脳卒中リハビリ家族教室（以下，家族教室）を毎週実施し，入院早期に受講してもらっている．

3）FITプログラムのための家族教室

（1）家族教室の概要

家族教室は，FITを実施する病棟に入院した脳卒中患者を対象としている．その週に入院した患者とその家族を対象に5～10人の小グループ制で実施している（図6）．毎週1回，土曜日の午前11時からの1時間である．家族には，入院時に担当看

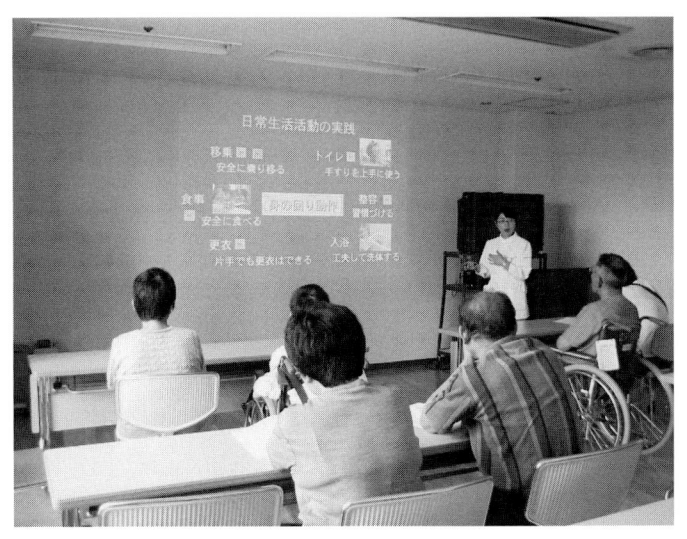

図6　家族教室実施風景

護師より脳卒中についてと当院のリハビリについての説明を実施するという案内を行い，特に患者との続柄で制限することなく参加を呼びかけている．患者自身の参加は，本人および家族の意志に任せている．

家族教室には医師，看護師，療法士がそれぞれ1人ずつ出席し，各職種にかかわりの深い分野を分担して説明している．進行はパソコンとビデオプロジェクタで行い，終了後再度見直してもらうために，講義内容をまとめた冊子を配付している．

この家族教室の大きな特徴は，週1回の頻度で開催することである．この頻度で開催することにより，必ず家族が入院初期の段階に情報を得ることができる．これは，FITの成果である在院日数短縮のために，入院早期からの家族教育を開始しなければならないことへの対応でもある．

家族教室では，家族教育のポイントである①疾患の理解，②障害の予後の把握，③現状と今後の能力把握，④リハビリ方法論，⑤利用できる社会資源の把握，⑥具体的な役割変更の支援のうち，②，④，⑤に焦点を絞って説明している．以下に，家族教室の実際の内容とその目的を説明する．

(2) 家族教室の実際
① FITプログラムについて

FITは方向性の明確なプログラムのため，家族への十分な説明とその理解が必要である．家族への説明は以下のとおりである．「FITは訓練頻度の増大，訓練室のみではなく病棟での訓練実施，各スタッフ間の連携強化を行う集中的入院リハビリのためのシステムである．このような密度の濃いリハビリを行うことで，患者は最大限の能力を早く獲得することができ，早期退院が可能になる」と説明している．

② 脳卒中とその障害の理解

脳卒中という疾患そのものについては，運動麻痺を中心とした機能障害をもたらすことを簡略に説明している．脳出血と脳梗塞の違いなどには重点を置かない．

「運動麻痺は，発症から1カ月以内に最も回復の程度が大きく，その後も徐々に回復はみられるものの，ある程度の回復にも時間を要する」と説明している．「能力障害は，機能障害が残存していてもその麻痺なりの動作方法を覚えることで，機能障害の回復が芳しくない場合でも改善しうる」と話している．よって，回復期である当院入院中は，患者は機能回復も目指しつつ，むしろその麻痺なりに能力を獲得することが重要，と説いていることになる．

③ 患者と家族のリハビリテーション参加に対する動機づけの強化

歩行とADLに焦点を絞り，そのリハビリ過程を説明している．歩行では長下肢装具から短下肢装具に至る状態の変化を，動画を用いてわかりやすく提示している．訓練量が大切であることを強調する．訓練初期には，まず訓練室の整った環境で基本的な動きを覚え，次に生活環境（病棟）で実践を加え，最後に訓練室などでより自宅生活に沿った訓練を行うことを説明している．家族には，どの段階でも訓練に参加して患者の現在の実力，以前からの変化点を把握して頂きたいとお願いしている．

④ 早期退院準備の指導

患者が能力向上のためにリハビリを行っている間に，家族は退院準備をする必要があり，その準備にはある程度時間がかかることを述べる．具体的に退院日から逆算して解説する．退院準備のための，住宅改修，介護保険利用方法などの情報提供を，入院直後ではあるもののしっかりと行っている．

（國分実伸，永井将太）

5. 患者教育

1）看護師-作業療法士合同病棟訓練

リハビリチーム医療の視点は，訓練室での「できるADL」を病棟生活場面での「しているADL」に反映させていくこと，そしてそれを支援することである．FITでは，患者は朝起きた時から夜の就寝まで，24時間を通してすべての生活活動がADL自立を目指した訓練として計画されている．実際の患者のADL能力は，環境，時間帯，道具などの変化によって違いを生じる．また，患者は訓練室では「学習者」でいられても，病室では「患者」に戻ってしまうことが多い．そこで，重要なのが実践とともに多面的な課題のとらえ方を示すことである．FITでは定期的に看護師-作業療法士合同病棟訓練を実施し，多面的な患者教育の一場面としている．合同訓練では，事前に看護師と作業療法士が病棟で問題を抱えている患者を選択し，その課題を明確化し，介入計画の立案をする．たとえば，日中は装具装着にて移乗・移動が自立している患者が，装具装着しない夜間などに介助を要する場合がある．このケースでは，ベッドサイドやトイレでの装具なしでの移乗・移動訓練を実施する．その他，現在病棟で抱えている課題に加え，応用的なセルフケアの実践，手段的ADL（IADL）など，在宅をも見越した訓練内容に拡張させる．このような合同訓練を通して，患者は訓練室のみならず，病棟でも常に「学習者」としての姿勢を自然に持つようになる．

2）介護体験

患者の自宅退院が具体化した時に家族としてそれを受け入れられるか否かを左右するのは，患者の障害度やその家族が利用できる人的・社会的資源などの客観的指標に加え，家庭介護に前向きな対応力である．

以上の客観的指標を箇条書きに整理すると，
・患者の自立度と介助量
・家族の要員
・家族関係
・家屋を含む生活環境

・在宅支援の社会的資源

などである．

　患者の生活機能の評価と家族の介護力の評価をし，患者と家族が退院後の生活を意識し前向きの対応力を持ってもらうよう介護体験を実施している．具体的には，2泊3日の予定で患者とキーパーソンである家族が病棟内にあるADL訓練室にて24時間を通して生活を共にしていただく．受け持ち看護師は1日のスケジュール表を作成し，特に実践を通して介護法を習得してもらう．また，排泄や摂食・嚥下など，特に生活上，医学的問題を伴いやすい項目は看護師が入念に指導する．加えて，移乗は作業療法（OT），歩行は理学療法（PT）など項目別に役割分担する．そして，在宅での対応が可能であるか否かを確認しながら，介護者の限界も明確にし，介護保険制度や社会的サービスの利用などについても具体化していく．

3）退院指導

　障害があってもそれなりの身のこなし方が学習され，それが安全に日常生活に定着し始めると具体的に退院日程が決定される．患者は定型的な訓練から，在宅生活を想定した，より個別性の高い時間割りに移行し，自主トレーニング課題を増やしていく．この時期に患者は「学習者」から「障害者」の役割へと変換していくのである．しかし実際には，その役割変換は自然に起こるものではなく，患者自身の心の中では様々な葛藤を抱えながら，行ったり来たりしつつ体得していくのである．

　退院指導はその役割変換の学習場面となるように立案される．それは，患者・家族とともに在宅生活をイメージし，1日の過ごし方を考えることから始まる．たとえば，理学療法（PT）では万歩計を参考に1日の運動量の維持，確保の方法を指導する．作業療法（OT）では在宅でどのように麻痺側上肢を自己管理するかを指導する．看護師は生活全般のあり方，再発作の予防について指導し，担当ケアマネジャーと連携しあいながら地域への参加なども具体化する．栄養指導，服薬指導は，院内専門職の協力を得て実施する．退院指導の充実は，退院後の患者の能力維持とより長い快適な在宅生活につながる．

4）病棟における患者の反応

　回復期リハビリ病棟に入院し，病棟でも訓練室でも学習者でいなければならないという一見，大変にみえるFITの負担に対する患者の反応は概ね良好である．FIT開始後これまで，その大きな治療成績向上効果が確認された一方，入院後の再発・急変率は増加しておらず，また，重度併存症・合併症によるリハビリ非適応者を除き途中でリタイアした患者はいない．「日常生活に休みはないから」，「毎日しないと不安になる」，「周りの患者さんが一生懸命訓練している姿に刺激を受ける」など，患者から主観的にも満足すべき意見を頂いている．

　ただし，介護体験や退院指導など患者にとって退院のゴールが見え始めた時，患者が「リハビリ依存」に陥りやすいことに注意する必要がある．「リハビリさえしてい

れば」という思いが「障害者」としての受容を困難にしている場合がある（正確には，受容が困難なのでリハビリさえしていればという考えに固執する場合のほうが多いわけだが）．したがって，医療者，特に日常生活をサポートしている看護職は，患者の自立度と満足度の両者を確認しながら，患者と家族の受け入れ度（コンプライアンス）を勘案した上で，その背中を「最後の一押し」して退院への覚悟をさせる仕事も必要になる．

　ここで大切なのは，患者と家族を総合的に把握するためのチームによる情報共有であり，また，患者と家族を安心させるフォローアップ体制の提示である．患者や家族にとって，退院はしばしば「医療者から見捨てられる体験」として感じられる．それを和らげるには，退院は見捨てることではなく，退院後もいつでも対応する体制があるしそのつもりであるというメッセージを伝えておく必要がある．七栗サナトリウムは，地域のリハビリ病院としてだけではなく，より広い範囲をカバーするリハビリセンターとして機能しているので，退院後は患者を紹介元の病院に帰すことを原則としているが，それでもフォローアップを予定するのはそのためである．また，フォローアップは医療者にとっても自分たちの結果を確認する重要な情報源になる．

　患者は，入院生活に対する不安，あるいは自分自身の健康に関する不安など多種多様な不安要素を抱えて入院生活を送っている．一方，医療者側の患者教育への対応は職種，経験年数などによりコミュニケーションの取り方など内容に差が生じることがあるのは否めない．FITでは，「チェックリスト」に患者教育に関する具体的項目がマニュアルとして組み込まれており，統一した患者対応の基本となっている．

（川北美奈子）

● 文献

1) 才藤栄一：リハビリテーション医学・医療総論. 日本摂食・嚥下リハビリテーション学会誌 5：105-112, 2001
2) 才藤栄一, 他（編）：リハビリテーション医療心理学キーワード. 文光堂（エヌ＆エヌパブリッシング）, 東京, 1995
3) 落合芙美子, 他：回復期リハビリテーション病棟における看護職の役割. 婦長主任新事情 11：4-39, 2001
4) 川北美奈子, 他：リハビリテーション医療におけるFITプログラムの成果. 看護技術 11：85-89, 2002
5) Forster A, Smith J, Young J, et al：Information provision for stroke patients and their caregivers (Cochrane Review). In：The Cochrane Library, Issue 1, 2003, Oxford：Update Software
6) 永井将太, 他：The Full-time Integrated Treatment (FIT) programの効果. 総合リハ 31：175-183, 2003

5

FITプログラムの効果

◆要約

1. 訓練効果レビューおよびFITプログラムデータ（帰結，経済コスト）

　従来の研究を要約すると，促通手技と従来の方法とでADL改善程度に差がなく，訓練量を増すとADLの改善量がわずかであるが有意に増す，となる．入院脳卒中患者に対するFITプログラムは，従来の脳卒中リハビリテーションに比べ，在院日数が短くなる．また，同じADLレベルに早く到達するのみならず，その最終到達ADLレベルも高くなる．歩行自立に至るまでの期間も短縮する．歩行レベルも高くなる．麻痺機能は下肢近位の改善が有意に大きい．FITプログラムのほうが従来のリハビリテーションに比べ，FIMを1点上げるために必要な費用も少なくて済む．

2. FITプログラムケース（症例報告）

　FITプログラムの特徴をとらえやすい2症例を呈示する．一例目は63歳の脳出血左片麻痺（重度）の女性である．他患者と情報交換をするうちに，車椅子駆動を自分で行おうとするようになった．病棟での自立度と訓練での進捗度が毎朝のミーティングと週1回の担当者チーム回診で確認され，訓練状況に合わせて病棟でも介助を減らし，自宅内歩行自立となり退院した．二例目は47歳の脳出血右片麻痺の男性である．FITプログラムを受け装具監視歩行に至った．その後，約3週間の間，1日の個別訓練に加えてトレッドミル歩行訓練を，平地での最大歩行速度の1.2倍で追加した．訓練量の増加が功を奏して退院した．

1. 訓練効果レビューおよびFITプログラムの効果

　本書の2章から4章を割いて，FIT（Full-time Integrated Treatment）プログラム（以下，FIT）の内容，実際が述べられた．ここではFITの成果・効果をまとめる．この章の内容は，日本リハビリテーション医学会や日本理学療法学会，日本作業療法学会などで七栗スタッフが発表し，また，順次，論文として公開している内容[1-7]である．

1）背景

　脳卒中のリハビリテーション（以下，リハビリ）における訓練効果は，証明されているようで，実はエビデンスが少ない．どの訓練法がどの面で優れているのかの比較

検討は数えるほどしかない．神経筋促通手技に関しては，従来の方法との比較研究がいくつか行われている[8~10]．いずれも Barthel index などによる ADL の変化に関しては促通手技と従来の方法とで差がない，とされている．

トレッドミル歩行訓練には多数の比較研究があり，異なった意見もあるものの，大勢は平地歩行訓練よりも懸垂歩行訓練の優位性を認めている[11,12]．

訓練量に関しては，Kwakkel らの脳卒中リハビリの meta-analysis において，小さな差ではあるものの，訓練量の多いほうがリハビリ終了時の ADL〔activities of daily living；日常生活活動（動作）〕や機能障害が改善されることが示されている[13]．さらに Kwakkel らは，15 分ずつ程度の上下肢訓練を共通して行った上で，1日 30 分間，週 5 回，20 週，上肢訓練を増す群と，下肢訓練を増す群，手足の不動化を行う対照群の 3 群でランダム比較研究を行った．20 週（訓練終了）時点では下肢強調群で歩行能力と ADL が改善し，上肢強調群では上肢機能のみが改善していた[14]ものの 9 カ月と 12 カ月時点では，三群間の有意差はなくなっていた[15]．

訓練量を増すと有意であるものの「わずかな」違いしか得られなかった理由の 1 つとして，訓練量の増加程度が足りなかった可能性が考えられる．訓練の増加量を FIT により大きくすれば，このわずかな効果の差が大きな差に変わるのではないかと推測し，以下の検討を計画した．

2）FIT プログラム効果検討の前提

この章では FIT の効果を検討するため，同じ七栗サナトリウムでの以前の治療時の結果との比較を行う．その際，FIT 以前と FIT 以降で患者の質が異なってきていたこと，およびそれに対する研究方法的対策をあらかじめ述べる．

FIT が開始された 2000 年 12 月を境に，七栗サナトリウムの患者層が変化した．これには FIT のリハビリ成果が退院患者により伝えられ，七栗への周囲の見方が変わっていったためと思われる．また，2001 年 5 月から FIT を展開している病棟を回復期リハビリ病院として登録したことにもよると思われる．以前は発症から 2 カ月以上たって急性期病院から転院してくる患者が相当数いた．FIT 後は発症 1 カ月以内に入院してくる患者が増え，発症から入院までの期間が短縮した．

そこで，比較研究のためには，入院時の患者状況を統一する必要があった．具体的には，発症から入院までの日数を範囲指定した．さらに，FIT など訓練内容を理解できなければ訓練比較にならないので，ある程度認知能力が保たれていなければならない．これは FIM（Functional Independence Measure；機能的自立度評価法）の認知項目合計を何点以上と制限することで実現した．そして，ADL を結果としてとらえる場合，すでに自立に近づいている患者の改善は ADL 評価ではとらえられない．そこで，入院時 FIM の運動項目合計の上限も設定した．

脳幹障害は小脳失調を伴うなど通常の（テント上の）脳出血・脳梗塞と障害像が異なっている．また，運動制限をきたす併存症の存在は訓練効果結果に大きく影響し，訓練法の違いを覆い隠してしまう．そのため，これらの状態も除外して検討するほう

表1 FIM 運動項目,認知項目の変化

	従来法	FIT プログラム
FIM 運動項目合計		
入院時	64.3±12.9	60.6±14.2 n.s.
4週	73.1± 9.5	74.3±11.4 n.s.
6週	74.4± 8.8	76.4±11.0 n.s.
従来法の6週と FIT プログラムの4週の比較		
退院時	77.0± 8.0	80.9± 6.9**
FIM 認知項目合計		
入院時	31.0± 3.5	32.3± 3.3 n.s.
4週	31.9± 3.4	33.6± 2.5**
6週	32.4± 3.1	33.7± 2.5*
従来法の6週と FIT プログラムの4週の比較		
退院時	32.3± 3.2	33.9± 2.3**
在院日数	80.0±26.0	69.8±22.4*
FIM 効率	0.16±0.09	0.3± 0.14**

FIT : Full-time Integrated Treatment
FIM : Functional Independence Measure
n.s.：有意差なし
* $p<0.05$, ** $p<0.01$
Am J Phys Med Rehabil (in press) より

がよいと判断した．

3）FIT プログラムの効果（ADL 全体）

　Am J Phys Med Rehabil で用いた患者選択基準のデータを以下に示す[6]．脳幹や両側性病巣を除外し，大きな併存症がなく（里宇の weighted comorbidity scale 14 点以上），入院時 ADL より退院時 ADL が下がっていない患者とした．さらに，入院時 FIM 運動項目合計が 80 点以下，入院時 FIM 認知項目合計 25 点以上，発症から入院までは 30〜80 日とした．

　上記の条件を満たした FIT 群が 58 名，従来群が 48 名であり，両群で入院時の年齢，発症から入院までの日数，入院時 FIM 運動項目合計，入院時 FIM 認知項目合計は両群で有意差はなかった．

　入院後の ADL 経過を**表1**に示す．FIT は従来群に比べ，退院時 FIM 運動項目合計が有意に大きく，FIM 効率（退院時 FIM 運動合計から入院時 FIM 運動合計を引き，在院日数で割った値）は FIT 群が従来群の約2倍であった．入院日数を横軸に，FIM 運動項目合計の入院後変化を**図1**に示す[6]．散布図の左上，すなわち短い入院日数で大きな ADL 改善を FIT が実現していることが見て取れる．

4）FIT プログラムの効果（歩行）

　FIT の効果を歩行能力で確認した報告は，奥山，永井らにより行われている[4]．発症後 90 日以内に入院し，入院当初に歩行非自立の FIT 群 87 名，従来群 69 名の検討を要約する．

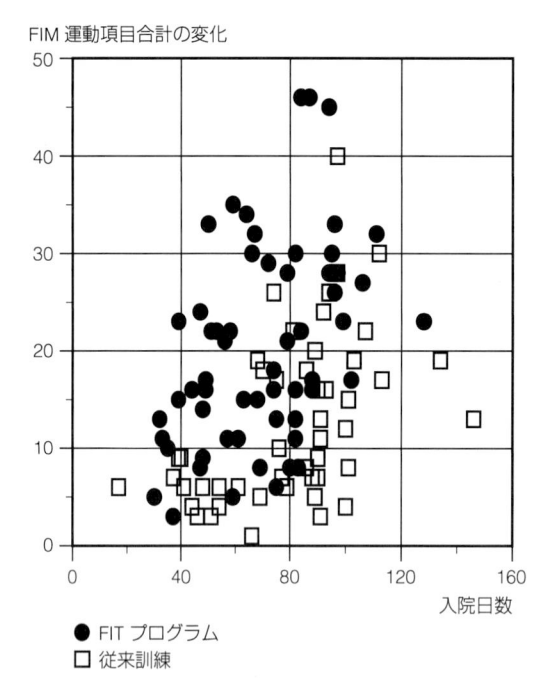

図1 入院日数とFIM運動項目合計の変化の散布図
FITプログラムのほうが従来訓練より，左上，すなわち短い入院日数で大きなFIM運動項目の改善が得られた．
(Am J Phys Med Rehabil (in press) の図を改変)

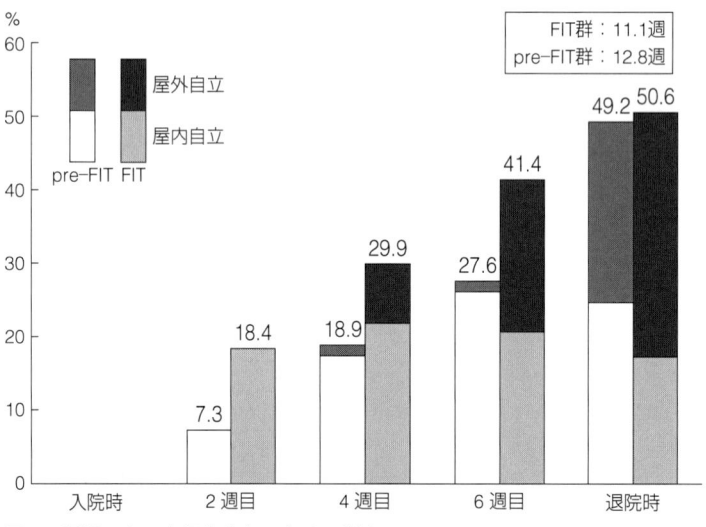

図2 隔週ごとの歩行自立者の占める割合

2週ごとの屋内・屋外歩行自立者の占める割合(%)の推移を比較すると，すでに2週時点でFIT群の歩行自立度が従来群を凌駕していた（**図2**）．また，退院時の比較では歩行自立度はあまり変わらなくなるものの，歩行自立の中の屋外自立がFITのほうに多く，質的優位は保たれていた．屋外自立の差は2週からみられていた．ま

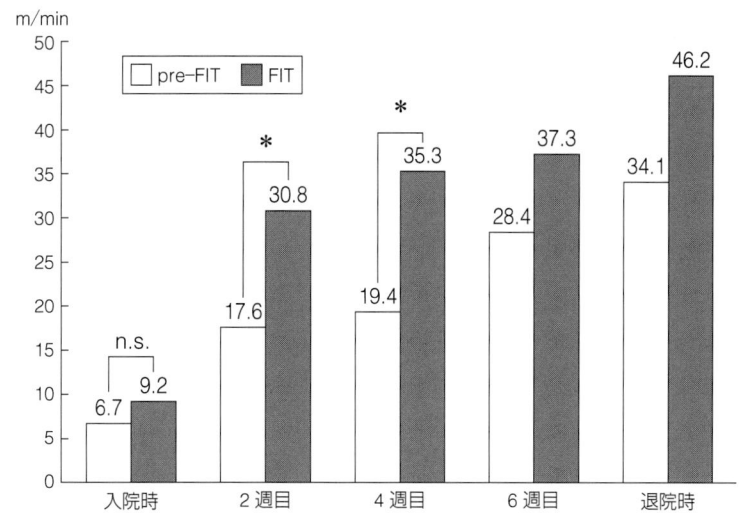

図3 隔週ごとの歩行速度の推移（中央値）(*p＜0.01)

表2 SIAS運動項目の変化

項目	従来法		FIT		退院時の有意差
	入院時	退院時	入院時	退院時	
knee-mouth	2.0	2.5	2.1	2.5	
finger function	1.5	2.0	1.6	2.1	
hip-flexion	2.5	3.1	2.9	3.6	*
knee-extension	2.4	3.0	2.6	3.4	*
foot-pat	1.9	2.6	2.2	2.6	

た，2週ごとの歩行速度（m/min）の推移も同様であり，2週時点から歩行速度はFIT群が従来群より大きかった（図3）．退院時に歩行速度の有意差がなくなるのは歩行速度の天井効果も関与していると思われる．

以上より，FITは従来法に較べ，歩行障害改善効果が大きいことがわかる．訓練量の増加，理学療法にて歩行可能になった後の病棟での定着などが関与していると考えられる．

5) FITプログラムの効果（運動麻痺）

森らの第38回日本理学療法学会での発表より要約する[7]．発症から90日以内の患者で大きな併存症のない患者を対象とした．FIT群121名と従来群101名との間に，入院時の運動麻痺の程度（Stroke Impairment Assessment Set：SIASの5項目で示す）の有意差を認めなかったが，退院時には，股屈曲，膝伸展の各項目でFIT群が有意に高かった（**表2**）．これは，歩行，ADL場面でよく使用される麻痺側下肢近位部の回復でFITが良い結果を示した，ということであろう．四肢の使用頻度を増せば，麻痺の回復にも良い影響があると考えられよう．

6）FIT プログラムの費用効果

　　FIT は毎日のリハビリを必要とする．通常の訓練から FIT に移行するには，療法士の増員が必要となる．訓練が総合承認の保険点数を算定できれば，かつ，療法士の訓練上限 18 単位（1 単位 20 分）を使い切るだけの患者が常に存在すれば，増員の人件費増よりも保険点数増加のほうが大きくなる．

　　脳卒中後の診療費は少ないほうが，国民の医療費負担を減らすことになる．七栗サナトリウムの診療データからは，平均入院費用総額は FIT が 1,871,000 円，従来の訓練で 1,512,000 円であった[6]．1 日当たりに換算しても FIT が 26,800 円，従来の訓練で 18,900 円と従来型のほうが安い．しかし，FIT のほうが ADL 改善は大きいので，その分も加味して考える必要があろう．FIM が 1 点上がるのに必要な費用が ADL 改善量を加味した費用に相当し，FIT が 92,000 円，従来の訓練で 119,000 円と関係は逆転し，FIT のほうが有利である[6]（2005 年度までの診療報酬制度下）．

7）フォローアップ

　　FIT を受けた患者の退院後，その高い効果が継続するのか否かは，もう 1 つの重要な問題である．本書ではその予備的検討を 6 章で行っている．

（園田　茂）

2. FIT プログラムケース（症例報告）

　　FIT プログラム（以下，FIT）の具体的イメージを示すため，2 症例を呈示する．訓練室一体型病棟におけるチーム内の情報共有により，ADL が著明に改善した例とトレッドミル歩行訓練を加えることにより歩行能力・歩容の改善した例を紹介する．

症例 1　ADL 能力著明に改善例．63 歳，女性，右被殻出血，左片麻痺

【現病歴】　2002 年 5 月 16 日に発症し，4 日後定位的血腫吸引術を受けた．ほとんどリハビリテーション（以下，リハビリ）を受けないまま発症 20 日後，当院へ転院となった．

【概要】　入院時，意識清明であったが，活発さに欠け自発性が乏しかった．機能所見は Brunnstrom stage：上肢Ⅰ，手指Ⅰ，下肢Ⅱ．Stroke Impairment Assessment Set（SIAS）麻痺項目：knee-mouth test；0，finger-function test；0，hip-flexion test；1，knee-extension test；0，foot-pat test；0（以下，SIAS 麻痺項目 0-0-1-0-0 と記載）．表在感覚，深部感覚：上・下肢とも重度鈍麻であった．すべての ADL 動作に介助を要した．週 7 日，76 日間のリハビリを受けた後の退院時所見は Brunnstrom stage：上肢Ⅱ，手指Ⅰ，下肢Ⅲ．SIAS 麻痺項目 1-0-2-1-0 と改善を認めた．

表3 入院後の全体の経過（症例1）

	理学療法	作業療法	病棟
1週	座位保持訓練	座位保持訓練	午前・午後車椅子乗車
2週	起居動作訓練	端座位 座位保持訓練 移乗訓練	車椅子駆動練習 移乗介助
3週	移乗監視から自立 長下肢装具完成	移乗監視から自立	車椅子駆動練習 移乗介助
4週	移乗自立 歩行訓練 （長下肢装具，短下肢装具併用）	座位バランス向上 移乗自立	移乗監視 日差はあるが装具をつけて監視レベルとなった
5週	4点杖と短下肢装具での病棟内歩行監視	更衣自立 トイレ動作訓練	更衣監視
6週	4点杖と短下肢装具での病棟内歩行監視	立位バランス訓練 トイレ動作自立へ 更衣自立	移乗自立
7週	4点杖と短下肢装具での病棟内歩行監視	住宅改修案提出	トイレ動作監視 居室から食堂までの歩行監視
8週以降	プラスチック製短下肢装具作製		トイレ動作自立

FIM運動項目合計点は54点改善，プラスチック製短下肢装具と4点杖使用の遠位監視歩行可能となり自宅退院した．

【入院後経過】 全体の経過を表3に示す．まず臥床の引き起こす障害を患者・家族に入院直後から説明し，協力を要請した．食事時間と午前，午後の60分以上の理学療法・作業療法訓練時間に加えて，午前，午後2回，30分ずつの車椅子乗車時間を設けて離床を進めた．他患者とリハビリについての情報交換をするうちに，訓練に対するモチベーションが徐々に高まり，車椅子駆動を自分で行おうとするようになった．入院1週後の担当者チームカンファレンスにおいて，ADL自立，屋内監視歩行を目標に設定した．

・ADLの経過

作業療法訓練場面で移乗監視から自立になった入院3週目に，病室での看護師-療法士の共同訓練（図4，5）が行われ，手すりの工夫，足位置の確認など訓練室での実際に練習している方法を，病棟でも実行するようにした．これにより，移乗は監視で可能となった．その後も病棟での自立度と訓練での進捗度が毎朝のミーティングと週1回の担当者チーム回診で確認され，訓練室での更衣動作，ベッド移乗状況に合わせて，病棟でも危険防止に留意しながら介助を減らしていき，6週目には更衣が自立し，ベッド移乗も自立した．7週目で退院に備えて，住宅改修案を患者および家人に呈示し介護保険を利用して改修工事に取りかかるよう指導した．8週目にはトイレ動作が自立になった．

・歩行の経過

まず入院時から座位保持訓練とともに立位訓練を行い，3週目には長下肢装具が完成し，起居動作訓練・移乗訓練とともに装具歩行訓練を行った．5週目には短下

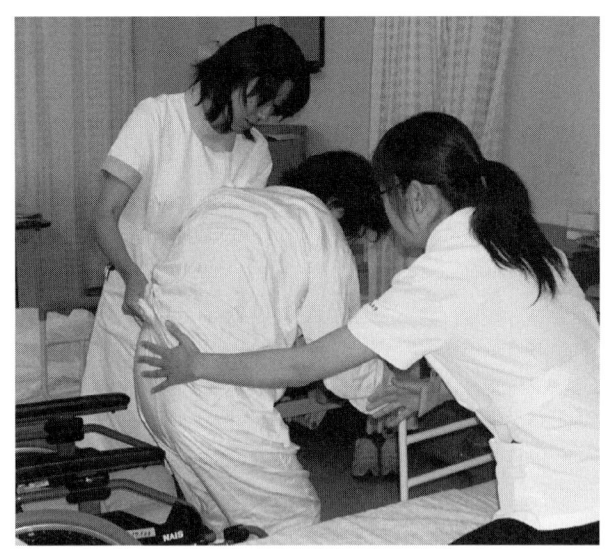

図4 看護師-療法士の共同訓練：移乗（1）

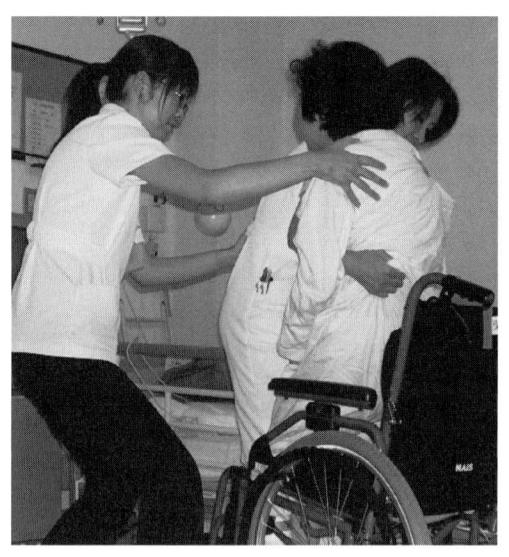

図5 看護師-療法士の共同訓練：移乗（2）

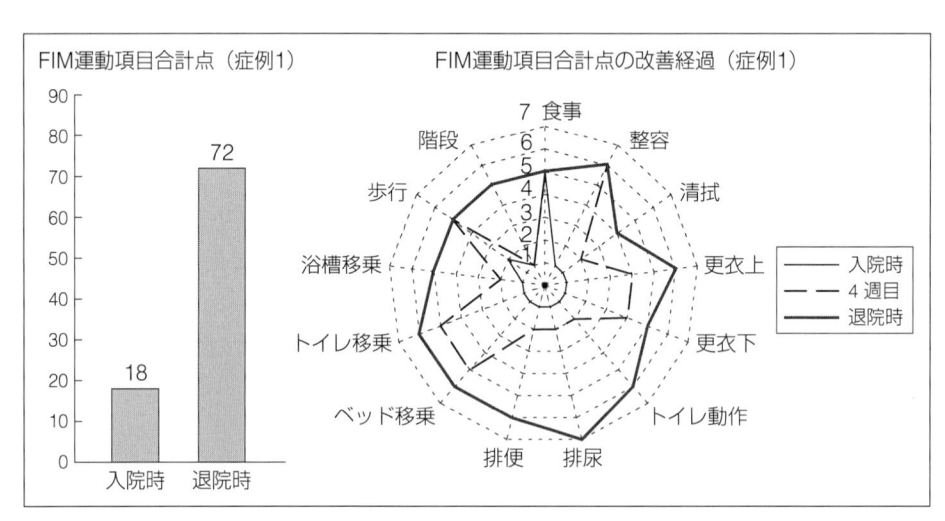

図6 症例1のFIM運動項目合計点の変化
左：入院時と退院時のFIM運動項目合計点
右：FIM運動項目各項目の経時変化

肢装具と四点杖使用による監視歩行が可能となった．この時点では，病棟での主たる移動手段が車椅子であった．7週目からは歩行機会を増やす目的で，1日3回，居室から食堂までの移動を看護師の監視のもとで実行した．これにより杖歩行の自信がつき，プラスチック製短下肢装具作製後，自宅内歩行自立となった．FIM運動項目合計点の経過を図6に示す．

【患者の感想とスタッフのエピソード】
　FIT開始当初の患者の感想は「疲れる」，「はやく家に帰りたい」，「寝かせてほしい」，「もう入院は嫌だ」といった離床に強い疲労感と辛さを訴えるものであった．スタッフは離床に楽しさを感じてもらえるよう他患者の訓練見学や介護福祉士によるレ

クリエーション参加を積極的に促した．患者の変化は ADL が工夫や方法次第で自分でできるということを体感し始めた頃であった．この頃より「訓練が楽しい」という発言が聞かれ順調に訓練が進められた．退院前，患者は前向きな姿勢で「はやく家に帰りたい」，「もう入院はしたくない」と感想を残し自宅退院となった．

【まとめ】

訓練効果を病棟生活に定着させるためには，療法士と看護師間での密接な情報交換と指導方法の統一が重要であることを再確認した．

症例2 歩行能力改善例．47歳，男性，左被殻出血，右片麻痺，失語症

【現病歴】 2002年4月11日発症し，血腫増大を認めたため，翌日定位的血腫吸引術を施行された．発症34日後，リハビリ目的で当院へ転院となった．

【概要】 入院時機能所見は Brunnstrom stage：上肢II，手指I，下肢II，SIAS 麻痺項目 1-0-1-0-0 であった．表在感覚は上・下肢重度鈍麻で，歩行は FIM 3点レベルであった，訓練は平行棒内，長下肢装具を使用した3動作前型の中等度介助レベルであった．79日間のリハビリを受け退院時機能所見は Brunnstrom stage：上肢III，手指II，下肢III，SIAS 麻痺項目 2-3-2-2-2 に変化し，ADL 自立，屋外修正自立歩行（歩行 FIM 6点）となり自宅へと退院した．

【入院後経過】 全体の経過を**表4**に示す．前医にて車椅子駆動ならびに起居動作が自立していたことから，歩行能力向上を運動療法の目標として訓練が進められた．

・ADL 経過

入院から3週間目には病棟でも移乗が自立した．軽度の混合性失語は，訓練のための意思疎通を阻害することはなく，言語聴覚訓練により改善がみられた．利き手交換訓練を受け入れるまでには4週間かかったが，その後は居室でも日記をつけるなど左手使用に積極的な姿勢がみられた．ADL 自立後，作業療法では IADL 訓練

表4 入院後の全体の経過（症例2）

	理学療法	作業療法	言語療法	病棟
1週	平行棒内歩行訓練	移乗軽介助	評価	移乗監視
2週	4点杖軽介助歩行 短下肢装具完成	移乗監視から自立		
3週	トレッドミル歩行訓練開始	移乗自立		移乗自立
4週	4点杖歩行監視	利き手交換 立位動作の安定 浴槽移乗監視	理解力改善	利き手交換訓練 居室から食堂までの歩行監視
5週	T杖歩行監視		表出向上	
6週	応用歩行訓練	住宅改修案提出	喚語向上 呼称訓練 書字訓練	
7週	訓練室内歩行自立	段差越え訓練		車椅子から歩行へ
8週以降	プラスチック製短下肢装具での屋外歩行訓練	入浴訓練 上肢自主訓練法指導		試験外泊で問題点をチェック

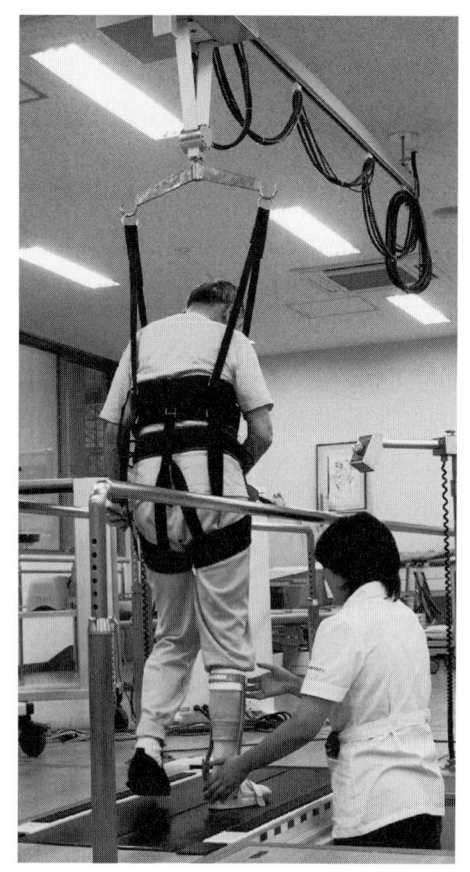

図7 懸垂付トレッドミルでの歩行訓練

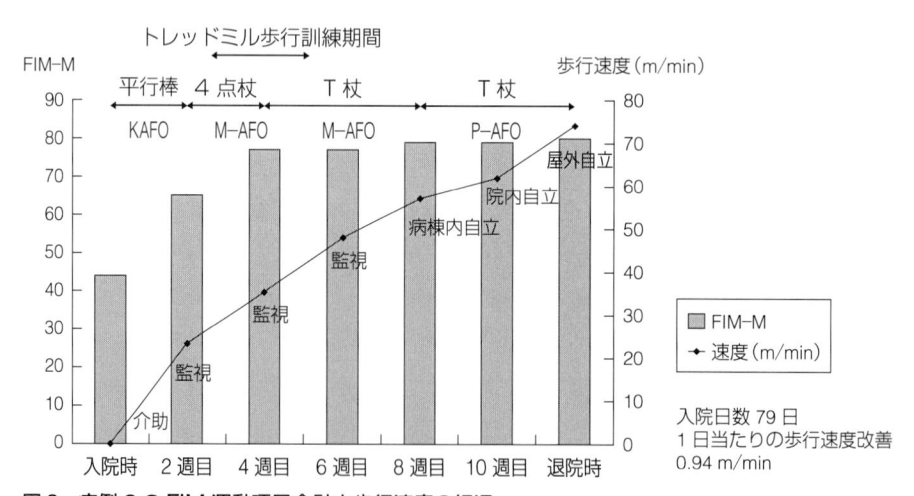

図8 症例2のFIM運動項目合計と歩行速度の経過
入院時のFIM運動項目合計点は44点，退院時は80点，歩行速度は74.1 m/min
KAFO：長下肢装具
M-AFO：支柱つき短下肢装具
P-AFO：プラスチック製短下肢装具

を行い，また麻痺側の管理および自・他動運動の指導を行った．

・歩行経過

　理学療法士による週7日，1日40分以上の個別訓練が行われた．入院2週目，支柱つき短下肢装具が完成し4点杖と装具使用の2動作前型監視歩行が可能になった．この時期より約3週間，1日の個別訓練に加えてトレッドミル歩行訓練（図7）を，平地での最大歩行速度の1.2倍，200 m×2セットを目標にしたプロトコールで追加した．さらに入院4週目には，毎食時の居室-食堂までの移動を監視歩行にて実施した．歩容の安定に伴い補助具をT杖に変更した．入院7週目，在宅復帰に向けた実用的なプラスチック型短下肢装具が作製され，病棟内移動手段を車椅子から歩行自立へと切り替え歩行量を増加させた．訓練経過を図8に示す．

【患者の感想とスタッフのエピソード】

　失語症のためあまり多くの会話はできなかったが，訓練初期，患者は2動作歩行の習得に懸命であり，自分の思うように歩けないとしきりに悔しそうな表情を見せ，患者自身納得いくまで訓練を終わろうとしなかったことが印象的であった．また，訓練時間中に納得がいかないと監視レベルの段階でも勝手に歩き出してしまうという危険行動を認めたため早期自立を支援した．トレッドミル歩行訓練の開始時は慣れない路面に非常に疲れるといった様子であったが積極的に取り組んでいた．歩行自立後は外泊訓練を繰り返す中で自分の歩行に自信をつけ十分に退院後生活をイメージした上で退院となった．

【まとめ】

　重度の機能障害を認めた症例であったが，早期の装具作製と機能障害の変化に合わせた調整が早期の歩行再獲得に結びついた．毎日の訓練にトレッドミル歩行訓練を加えることにより量的にも十分な訓練を行うことが可能であったため，通常より早期に自立度ならびに歩行速度が向上した．

（奥山夕子，鈴木美保）

●文献

1) 永井将太, 園田　茂, 才藤栄一：the FIT program. 臨床リハ 10：828-829, 2001
2) 園田　茂, 才藤栄一, 永井将太, 他：理想的な回復期リハビリテーション病棟. 診断と治療 90（増刊号）：79-84, 2002
3) 川北美奈子, 園田　茂, 永井将太：リハビリテーション医療におけるFITプログラムの成果. 看護技術 48：1597-1601, 2002
4) 奥山夕子, 永井将太, 新谷実伸, 他：脳卒中のFull-time Integrated Treatment（FIT）program―歩行能力の治療成績. 理学療法学 29（suppl. 2）：1, 2002（抄録；第37回日本理学療法学術大会, 静岡）
5) 永井将太, 園田　茂, 才藤栄一, 他：The Full-time Integrated Treatment（FIT）Programの効果. 総合リハ 31：175-183, 2003
6) Sonoda S, Saitoh E, Nagai S, et al：The Full-time Integrated Treatment（FIT）program, a new system for stroke rehabilitation in Japan；Comparison with conventional rehabilitation. Am J Phys Med Rehabil 83：88-93, 2004

7) 森　美香, 永井将太, 園田　茂, 他：脳卒中の Full-time Integrated Treatment（FIT）program－機能障害と ADL の治療効果について. 理学療法学 30（suppl. 2）：3, 2003（抄録；第 38 回日本理学療法学術大会, 長野）
8) Logigian MK, Samuels MA, Falconer J : Clinical exercise trial for stroke patients. Arch Phys Med Rehabil 64 : 364-367, 1983
9) Lord JP, Hall K : Neuromuscular re-education versus traditional programs for stroke rehabilitation. Arch Phys Med Rehabil 67 : 88-91, 1986
10) Dickstein R, Hocherman S, Pillar T, et al : Stroke rehabilitation ; Three exercise therapy approaches. Phys Ther 66 : 1233-1238, 1986
11) Pohl M, Mehrholz J, Ritschel C, et al : Speed-dependent treadmill training in ambulatory hemiparetic stroke patients ; A randomized controlled trial. Stroke 33 : 553-558, 2002
12) Liston R, Mickelborough J, Harris B, et al : Conventional physiotherapy and treadmill re-training for higher-level gait disorders in cerebrovascular disease. Age Ageing 294 : 311-318, 2000
13) Kwakkel G, Wagenaar RC, Koelman TW, et al : Effects of intensity of rehabilitation after stroke ; A research synthesis. Stroke 288 : 1550-1556, 1997
14) Kwakkel G, Wagenaar RC, Twisk JW, et al : Intensity of leg and arm training after primary middle-cerebral-artery stroke ; A randomised trial. Lancet 354 : 191-196, 1999
15) Kwakkel G, Kollen BJ, Wagenaar RC : Long term effects of intensity of upper and lower limb training after stroke ; A randomised trial. J Neurol Neurosurg Psychiatry 724 : 473-479, 2002

6

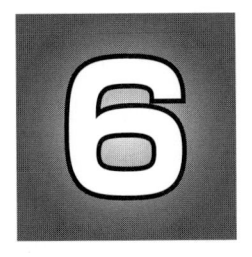

FITプログラムの今後

◆要約

　FITプログラムのさらなる発展の可能性をまとめる．まず，発症から2～3週程度で転院してくる患者への対応の洗練，次に重度機能障害患者の活動量増加への工夫である．さらに，機能回復につながる訓練の増加やトレッドミル歩行訓練や麻痺手の強制使用などの選択的付加治療の系統化も必要と思われる．患者へのパソコン教育も必要であろう．療法部門間訓練プログラム連携も強化しなければならない．使用中のデータベースの洗練化も必要である．また，退院後の生活においてFITプログラムにより獲得した高い到達度を維持させる工夫が重要となろう．現時点でのフォローアップの結果を仮報告する．

　この章では，今後のFITプログラム発展のため，われわれが取り組むべき課題について述べる．以下の4点に要約される．
1. 患者の多様性への対応強化
2. 訓練プログラムの整合性向上
3. 評価内容の検討
4. 退院後生活への対応

1. 患者の多様性への対応強化

　FIT（Full-time Integrated Treatment）プログラム（以下，FIT）は若年者から高齢者まで，現在でも幅広い患者層に適用されている．しかし，発症早期の患者や，活動性の低い患者，また機能障害の回復そのものにこだわっている患者などには十分に対応できない場合がある．そこで，FITのさらなる発展の可能性を以下に述べる．

1）発症早期の患者への対応

　近年の社会情勢により，急性期から回復期病院への転院時期が早まっている．当院においても，発症から2～3週程度の急性期に近い患者の転院が増加してきた．発症

2週以内の患者には脳卒中再発やけいれん時の対応，合併症の管理，栄養の問題などの身体面のリスク管理に加え，発症のショックから立ち直っておらず，リハビリテーション（以下，リハビリ）そのものを受け入れがたい場合もあるなど精神面にもいっそうの配慮が必要である．

身体面のリスク管理としては，病状に合わせた訓練量を選べるようなコースの設定，段階的な訓練量増加プログラムの規格化が有用であろう．また，患者急変時の連絡体制強化も望まれる．

発症早期の患者のリハビリを行う際，FITは有利な面をいくつも有している．まず，訓練室一体型病棟のため訓練室の側には看護師が常駐しており，緊急時の迅速な対応が可能である．また，ベッドサイド訓練と訓練室での訓練を臨機応変に切り替えても，訓練室と病室が近いので訪室移動時間を考える必要がないため，さらに療法士の時間割を組み直さなくてもよい．朝のミーティングなどを活用し，療法士が医師・看護師との密な病状情報交換を行いやすい．

活動的な環境下で早期からのリハビリを行えば，どのようにリハビリが進められていくかの治療方針が明確にわかり，また，実際の動作を行うことにより現実認識が得られる．そのため患者や家族が心理的に安定し，社会復帰への動機づけが得られることも考えられる．逆に障害を認識したためのうつ状態，訓練に気が進まない状態も起こりうることが想定される．スタッフの接し方の統一，治療チーム内でのまとめ役の動きかたなどの典型的方法の周知が必要となろう．

2）重度機能障害患者への対応

訓練室一体型病棟は，病棟生活の活動量を増大する．自発性が高く移動能力の自立している患者はこの機能を最大限に活用しやすい．一方，自発性の低下している患者に対しても，離床を促すことで座位時間が長くなり，外界からの刺激も増したことは明らかである．しかし，それでも1日の活動量は限定されてしまうため，当院では，病棟に配属されている介護福祉士が重要な役割を担っている．集団でのゲームや音楽療法などのレクリエーションを実施し，自主トレーニングが行えない患者層でも，活動的に過ごせる機会を提供している．

米国ではレクリエーション療法士が存在し，治療としてのレクリエーションが展開されている．当院でもより系統だったレクリエーション療法として，理学療法と両輪となるようなレベルに向上させていきたい．

3）機能障害への対応強化

運動麻痺の回復は，片麻痺患者なら誰でも願うことである．その希望に応えることは大切である．ただし，単に麻痺回復のための訓練を優先することは，他のADL訓練などの量的低下を招くため，工夫が必要となる．

FITはADL〔activities of daily living；日常生活活動（動作）〕と歩行能力の改善に重点を置いており，患者の能力を最大限に引き出すために，麻痺のあるなりに最も

適切な ADL や歩き方を学習する．そのため，麻痺の改善に関連する訓練が少なくなる傾向にある．いかに機能回復につながる訓練のエッセンスを限られた訓練時間の中に組み込むか，また，いかに患者自身が自主訓練として自由な時間帯に麻痺手などの訓練を行えるように方向づけをするかが課題である．

さらに，麻痺側の使用量を増やすための訓練方法，たとえば麻痺手の強制使用（constraint-induced movement therapy）[1]やトレッドミル歩行訓練[2]などの選択的付加訓練の積極的な導入も必要となろう．

4）選択的付加訓練の充実

七栗サナトリウムでは，通常の個別訓練と並行して，患者の能力にあわせた選択的付加訓練を実施している．懸垂装置付きのトレッドミル歩行や，歩行が自立していない患者に対して1 km を目標に監視歩行を実施する歩行耐久訓練がある．特にトレッドミル歩行訓練は平地歩行速度以上の速度設定をするなど，意欲的な取り組みを行っている．さらに，上肢機能訓練としての麻痺手の強制使用や総合筋力測定装置の活用なども行っている．

これらの選択的付加訓練の実施は現時点では散発的であり，今後，より高頻度かつ組織的に FIT に取り入れて，実行していくための運用方法を検討中である．また，蛋白同化ホルモンの併用や磁気刺激などの FIT との併用も新たに検討していきたい．

5）パソコンの有効利用

情報化社会の到来を迎え，役所まで行かなくてもインターネットで届出・手続きのできる時代となってきている．片麻痺患者の交通機関活用は困難な場合も多いため，訓練内容にも情報収集，手続きのためのパソコン習得が加わる必要がある．

現在も OT（作業療法）を中心にパソコンを用いた訓練を実施している．タッチパネルでの認知訓練や文書作成，インターネット上での情報検索など内容は多岐にわたる．今後はオンラインショッピングの練習やメールの活用なども定型化し，より実用的な訓練に発展させたいと考えている．

訓練中のパソコン使用にとどまらず，自由時間にも患者や家族にパソコンを使ってもらう環境を整備するのもよいであろう．イメージとしてはインターネットカフェである．インターネットを活用するのみならず，当院が行っている家族教室の動画版の上映やリハビリ関連の情報などを掲載して有効な情報源として活用することも検討していきたい．

2. 訓練プログラムの整合性向上

現状のリハビリにおいて，訓練プログラムに各療法間の重複や漏れをなくすことは難しい．社会医療情勢により在院日数が短くなっていく昨今，各療法間の整合性を高

め，一貫性のある訓練を立案できる環境づくりが望まれる．

1）療法間訓練プログラム統合の必要性

訓練プログラムの整合・精緻化を図るべく，システムとして療法間訓練プログラムの部分的統合を考えている．

通常，療法士の訓練は，PT/OT/ST（理学療法/作業療法/言語療法）各々で個別の時間割を組む．たとえば，午前9：00からOT室，午後14：00からPT室といったようにPTとOTとは別の訓練室で時間が重ならないように行われる．現在のFITも同様の方式である．FITの特色である訓練室一体型病棟やリハビリチームの機能を活かした情報交換を行っても，異なった場所で行われる訓練内容の詳細を把握することは難しい．

2）訓練室・訓練内容の共有

PTとOTを同じ訓練室で実施することの是非を検討している．PTとOTが同一空間で訓練を行えば，互いの進行状況をつかみやすい．PTとOTをすべて統合するのではなく，互いの専門性を活かしながら，共同作業をより高密度に連携するとよいであろう．上肢の機能訓練はOTの個別訓練で行い，歩行訓練はPTの個別訓練，移乗訓練は共同訓練といったように，訓練内容によって療法士のかかわりかたを変えたり，入院初期は専門訓練を中心に，訓練後期には共同訓練を中心に行うなど，患者の能力や進行状況に応じた柔軟な対応を考えたい．ただし，これらPTとOTの融合は，丁寧に計画しないと混乱を招き，かえって訓練効率が低下することも危惧される．

前述の療法士勤務態勢TriPにより3人一組の体制ができているので，FITでの連携は担当を同じくしているPTとOTの各1グループ間で調整すればよい．これは全療法士間で担当の組み合わせがある場合よりかなり単純であるが，それでもこの共有システムを開始すれば時間割が非常に組みにくくなるのは確かであり，導入には慎重にならざるをえない．

3. 評価内容の検討

現在，FITに付随したデータベースでは項目が多岐にわたる．入力・評価負担と価値とを見比べて，適切な入力項目内容となるよう推敲中である．

SIAS（Stroke Inpairment Assessment Set）やFIM（Functional Independence Measure）などの数値化されたデータベース項目に加えて撮影されたビデオを動画データベースとして整理することを検討している．歩行などの動作の経時的変化を追うことでFITの効果をさらに明確にする．若手スタッフの教材としての利用や，患者に見せることにより自分の経時変化を客観的に理解してもらうなどの用途がある．現在はカンファレンス時や特別な症例についてはデジタルビデオテープにより保管して

おり，今後，蓄積していくハードウェアを何にするか，テープとつきあわせる方法，また，数値データとどのように関連づけていくか，など順次解決していく予定である．

上記は電子カルテとの関連も考えながら進めていく．

4. 退院後生活への対応

FITは回復期リハビリのシステムであるが，退院後の生活においても，入院中に短期間で獲得した高い到達度を維持させることが重要である．退院後の想定生活を加味した訓練方法が必要であろう．

適切な対策を考える足がかりとして，当院では退院後のADLを詳細に把握するための追跡調査を実施している．調査方法はアンケートによる郵送法であり，不十分な部分の回答をスタッフが電話で確認することにより補足している．アンケートでは，ADLの評価として，当院で新たに作成したFIM質問紙を採用しており，患者や家族でも簡易に採点できるようにフローチャート式になっている．結果の詳細は論文発表を予定しているので，ここでは概要を述べる．

1）中間報告

図1に，入院時，退院時，退院後追跡調査時（以下，調査時）のFIM運動項目合

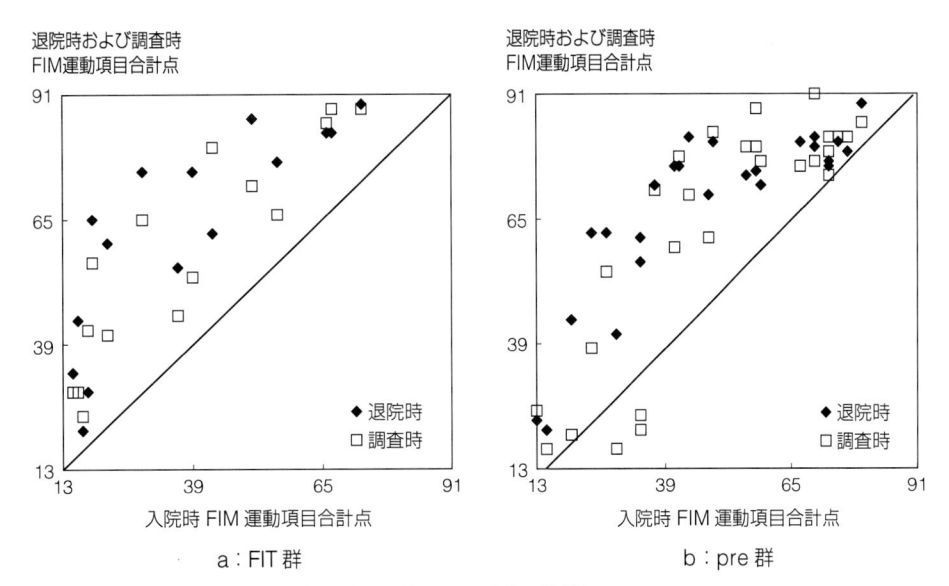

図1　FIM運動項目合計点の変化（FIT群とpre群との比較）
FIT群15名，pre群27名，くも膜下出血，麻痺なしの症例，退院後再発例は除外した．調査時期は退院後18カ月．入院時FIMMを横軸に，退院時，フォローアップ時のFIMMを縦軸に示す．FIT群においてもpre群においても退院後の得点は低下していた．平均で，FIT群が－4.9点，pre群が－5.7点であった．

図2 各FIM運動項目の平均点の変化
FIT群60名，くも膜下出血，麻痺なしの症例，退院後再発例は除外した．調査時期は退院後6カ月．FIM運動項目別の平均変化を横軸に，各FIM運動項目を縦軸に示す．退院後の低下が，食事，整容，移乗の項目において低下しやすい傾向があった．

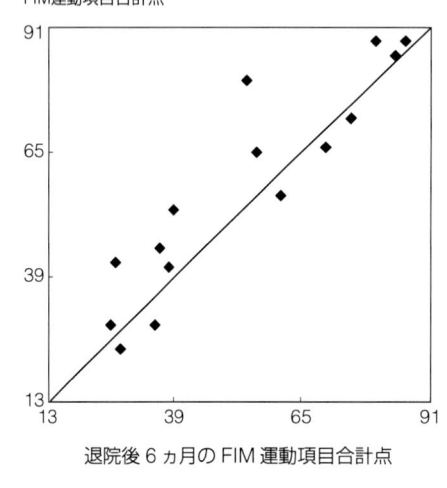

図3 FIM運動項目合計点の変化（退院後6カ月と18カ月との比較）
FIT群15名，くも膜下出血，麻痺なしの症例，退院後再発例は除外した．調査時期は退院後6カ月と18カ月の2回．横軸に6カ月のFIMMを，縦軸に18カ月のFIMMを図示する．退院後6カ月の時点から18カ月の時点に至るまでの1年間で低下する傾向は認めなかった．

計（以下，FIMM）どうしの散布図を示す．当院を退院した脳卒中患者を対象としており，2000年11月までに週5日の従来型のリハビリを受けた27名（pre群）と，2000年12月以降にFITを受けた15名（FIT群）で比較している．調査時期は退院後18カ月の時点である．

FIM運動項目はFIT群が4.7点，pre群が5.7点，退院時より得点が低下していた．退院時のFITの優位性が調査時にも保たれていたと解釈できよう．図2には，入院時，退院時，調査時のFIM各運動項目の平均変化を示した．対象は退院後6カ月のFIT群60名である．退院後の低下が，更衣の項目において低下しやすい傾向にあった．図3は，退院後6カ月と18カ月との比較検討として，2回分の回答が得られたFIT群15名について，調査時のFIMMを示した．退院後6カ月の時点から18カ月の時点に至るまでの1年間で低下する傾向は認めなかった．

2）今後の課題

　従来プログラムと同様とはいえ，退院時の ADL 状態より退院後の状態のほうが低くなるわけである．FIT の後半部分の見直しは必要と思われる．
　まず，退院基準・退院手順を明確化しなければならない．訓練し残した点がないか確認するのは当然である．退院後の生活形態に合わせた動作訓練を多く取り入れることも再確認する必要はある．さらに，獲得した ADL 能力を定着させる過程が入院中に行わなければならないのか，退院後の自主トレーニングまたは退院後の生活そのもので定着していくのかの見極めが重要となろう．スタッフ間の意思統一，さらには前述の療法間訓練プログラム統合ができればもっとよい．

（和田陽介，園田　茂）

● 文献
1) Taub E, Miller NE, Novack TA, et al : Technique to improve chronic motor deficit after stroke. Arch Phys Med Rehabil 74 : 347-354, 1993
2) Pohl M, Mehrholz J, Ritschel C, et al : Speed-dependent treadmill training in ambulatory hemiparetic stroke patients ; A randomized controlled trial. Stroke 33 : 553-558, 2002

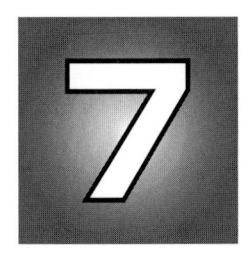

7
FITプログラムFAQ

Q1：FITプログラム（以下，FIT）を行うためにスタッフの人数はどれくらい増やせばよいですか？

A1：各疾患の比率や障害の程度，発症後から入院までの時期，病床の種類（回復期リハビリテーション病棟など）などによって異なりますが，同一の患者数を週5日から週7日に変えると1.4倍の療法士が必要です．月によっては正月休みや夏期休暇，ゴールデンウィークなど休日が重なる時期がありますので，年間を通じて安定した運営を行いたいならば1.6倍は必要かと思います．2002年度診療報酬改定により，患者1人当たりの月間単位数に制限が設けられました．基本的には，月間単位数に上限のない脳卒中，脊髄損傷，大腿骨頸部骨折（いずれも発症・受傷後90日以内）や回復期リハビリテーション（以下，リハビリ）病棟入院患者が週7日訓練の適応になるかと思われます．七栗サナトリウムでも全患者に週7日訓練を行っているわけではないことを付け加えておきます．

Q2：回復期リハビリ病棟における看護師の役割は，一般病棟とは違いますか．

A2：リハビリ医療は「生活障害」にターゲットを置いたほぼ唯一の医療です．そのため日常生活そのものが治療のターゲットになります．患者の入院生活場面で，最も患者に接する機会が多いのは看護師ですから，リハビリ医療における看護師の役割は非常に大きなものといえます．とりわけ，訓練の課題は訓練室で行っている限りは患者の練習課題の実行にすぎず，その課題を実践場面で遂行してこそ基準課題に転移して定着します．一方，基準課題には，環境や患者の役割葛藤（いわゆる一般的な患者像は受け身であるが，リハビリ患者に求められるのは能動性）などの変数の影響を受けやすいという特徴があります．しばしば指摘される「しているADL」，「できるADL」という行動較差はこの表れです．このような変数を熟知し，患者の能力を実際の課題の

遂行へと結び付けることがリハビリ病棟における看護師の大きな役割になるでしょう．

Q3：病棟訓練は積極的に行っているのですか？

A3：私たちは最近のリハビリ医療がADL〔activities of daily living；日常生活活動（動作）〕を重視するあまり，病棟での訓練を重要視しすぎる点を危惧しています．もちろん病棟訓練も重要ですが，むやみやたらと病棟で訓練すればよいとは思えません．この点は，訓練課題の難易度調節という視点で見ると明らかと思います．

　訓練において最も重要な要素の1つに訓練課題の難易度調節が挙げられます．難しすぎる課題は患者がやる気をなくし（学習性無気力），やさしすぎる課題は患者の能力向上を生みません（能力的プラトー）．入院初期は多くの患者が，低活動状態，ADL未経験の状態にあります．このような段階では，難易度を決定する変数（座面の高低，支持基底面の面積，道具の有無，麻痺肢関節の自由度制限など）を調節しやすい訓練室が適切な訓練環境といえます．一方，病棟・病室はこれらの変数の調節が難しくほぼ一定の難易度しかアレンジできないので，この時期の患者にとっては難易度が高く，不適切といえます．病棟訓練は，一定の能力が身につき，訓練課題の遂行段階に入った時に，はじめて難易度が釣り合います．この時期は積極的に病棟訓練を行うべきです．また，訓練課題が病棟で定着したならば，再び訓練室での訓練が重要になります．この時期は，在宅や次の施設への転帰を見越して，より高度な一般化，課題の多様化が主目標になるためです．在宅環境をシミュレーションしたり，さらに高難度の訓練負荷をかけて一般性能の向上を目指すには病棟環境は不適切です．

　このように，訓練課題の難易度調節という視点から眺めると，訓練室と病棟の使い分けの原理が理解しやすいと思います．

Q4：休みがないことによって患者はストレスを感じていませんか？

A4：リハビリ医療においては「可逆的なストレスのある状態」であるなら，その回避が一義的なものとはいえません．むしろ，ストレスがあっても得られるものが大きければ，ストレスも選択すべき過程となります．患者が「今の状態から変わりたいときには嫌でもしなければならないことがある」ということを受け入れて，そのために変化する勇気を持つような状態に誘導する（reframing）というのが，リハビリ医療の基本です．私たちはこのような状態を，induced active, guided active, obliged active と呼んでいます（後者になるほど，介入者の意図が強い）．リハビリ医療は患者にエネルギーを出すよう要求する過程なのです．患者からみると色々な医療者がいても，意見・言動に食い違いがなく，共通の認識を持っていて，確信を持って接してくれる，という状態（役割の単純性・一貫性）は，安心して自分の進むべき方向性を考えることができる基盤をなすといえます．また，周りを見ると，同じ苦労に立ち向かって弱音を吐かない同僚（患者）がいることも大切です．Full-time には，このような単純で一貫性のある場面を用意するという意味も含んでいます．

しかし一方で，必要以上のストレスは，精神的・身体的に不利益になる場合もあります．一見矛盾しているように感じるかもしれませんが，これは戦略（strategy）と戦術（tactics）という観点から整理すればすっきりします．すなわち，入院期間全体を通しては，患者の自主性・能動性を引き出すように誘導し（戦略），一方では患者の話に傾聴することや気晴らしに同調するなど適切なタイミングで個別に対応することでストレスを緩和する（戦術），言い換えれば単純で一貫性のある場面という「戦略」の中で，種々の対人関係技術を「戦術」として駆使して，患者にその気になってもらい，実際変化してもらい，また，それを実感してもらう．戦略と戦術を駆使すれば，ストレスをかけることと緩和することは矛盾することなく実行できるわけです．

Q5：技量に差がある療法士がペアを組んだ場合，技量が上の療法士が単独で訓練をしたほうが治療成績は高くなりませんか？

A5：療法士Aが仮に週7日訓練した場合，週5日訓練した場合よりも治療成績が高いことは運動学習の視点から見れば明らかです．しかし，実際には1人の療法士Aが週7日間訓練し続けることは不可能ですから，ここで療法士Bの介入が必要になります．

ですからこの質問の意味をよく考えると，技量に差がある療法士（A，B；Aが優れているとする）のチームは，それぞれの単独対応の和よりその効用が少ないか多いかという問題，すなわち，$f(A+B)$は$f(A)+f(B)$より大か小か，というのが議論の争点になるかと思います．療法士が1人でみる場合，申し送りの手間がない分，効率的に見えます．しかし，これでは毎日訓練は不可能です．したがって，週7日間の効果と申し送りなどの手間との差し引きがこの質問の意味です．FITで導入しているTriPは，固定した2人の療法士による同一患者への介入です．ここでは意見交換や技術的な相談などが毎日の申し送りや実際の臨床場面で行われるわけです．これは手間に見える一方，療法士による患者の抱え込みの閉鎖性，説明不足の問題を解決する良い手段です．また，この過程は治療の客観性重視を通して療法士の成長に繋がります．つまり，療法士間の個人的能力差が是正されるシステムといえます．そして，このようにシステムによって最小化されたマイナス要因（たとえば，申し送りの手間や口頭指示の違いによる学習の非効率さ）よりも，週7日訓練を続けることのプラス要因（たとえば訓練量の増大）のほうが大きく上回ることは，FITの治療成績が示していると思います．

また，もし「異なる技量の療法士の存在」を前提に考えれば，低い技量の療法士の向上はその医療システムにとって重要課題になります．なぜなら，低い技量の療法士に受け持たれる患者が必ず存在するからです．ですから，療法士という専門家集団を考えた場合，臨床場面で責任を持って症例を共有し，情報のやりとりの際に自らの治療を客観化・明示化し，その過程を通して成長できるTriPのような開放性の高い（openness）システムが求められているのです．私たちは，患者との関係性の容易さ

や説明の煩雑さ回避から，安易な主担当制にしがみつくことが適切であるとは考えません．

Q6：いわゆるファシリテーション・テクニックを使ったプログラムと比較して，より有効といえるのでしょうか？

A6：この比較はその内容をよく考え直してみる必要があります．治療をシステムとしてみる場合，治療内容の階層問題に目を向ける必要があるからです．治療内容には戦略と戦術という階層が存在します．戦略は治療の大きな流れであり，戦術は個々の局面での対応法を意味します．良い治療は，適切な戦略の中で洗練された戦術を用いることにより達成されます．私たちが戦略として重視しているのが，帰結予測であり，運動学習関連諸変数（動機づけ，活動変化，定着，転移が主たる因子）です．それに対し，多くの「テクニック（手技）」といわれるものは戦術に当たります．

　したがって，訓練法の比較では，この戦略と戦術を混同してはなりません．たとえば，ファシリテーション・テクニックと従来法の比較という検討は，あまりよい対比とは思えません．というのは，従来法といった場合，様々な戦術から構成される戦略と理解されるからです．また，ファシリテーション・テクニックといっても個々の手技が「切り離すことができない一体のもの」とはいえないでしょう．

　また，どちらの階層を検討するのかにより，効果指標として選ぶべき目的変数も変わるでしょう．たとえば，戦術レベルの比較においては，その指標となる変数は局所的意味合いに相当したものを選ぶべきでしょう．たとえば，麻痺肢に対する筋電図バイオフィードバック療法の効果（戦術レベル）をみる場合には，筋緊張や可動域の変化などを変数に選ぶべきでしょう．他方，ADLなど個人レベルで達成すべき大きな指標は，戦略レベルの比較で用いるべきでしょう．ただし，戦略レベルの比較は，その戦略を構成する要素が多く，また要素間の相互作用もあるため，その解釈は複雑になります．

　FITは戦略であり，その中で戦術としてファシリテーション・テクニックを用いることもあるわけです．したがって，質問のような比較は課題のとらえ方が不適切だと思います．ちなみに私たちはFITの効果について，戦術としては大きく変わっていない療法士で構成されたpre-FIT群とFIT群という歴史的対照を持つ臨床試験（trial with historical control）を行い，FITの戦略としての有用性を示しました．

Q7：回復期病棟を設計するに当たって気をつけることはありませんか？

A7：FITの病棟設計の基本は，①病棟内に訓練室を設け，さらに，②日中，「起きていることが自然な空間」を配置することです．ここでは，段差，手すり，病室の広さなどよく知られている一般的な設定は省略するとして，幾つかのチップスを紹介します．

　まず，建築会社の設計者を信用しないことです．彼らは設計のプロではあってもリハビリのプロではないのです．そして，悪いモデルをみておくことをお勧めします．

見た目はよくても実際，中で働いている職員は使いにくくてしょうがないという施設によく遭遇します（ただし，もちろんなかなか公表されてはいませんが）．そのような施設の何が悪かったのかがわかると先に進むことができます．

　また，何がクリティカルかを考えることが必要です．思いつくままポイントを箇条書きに紹介しましょう．①朝のトイレ数：朝必要なトイレの数は，脊損者の入院数で大きく変わります．また，車椅子で入るのとやっと杖で歩いている患者が入るのとでは求められる仕様が異なります．男女比も考えましょう．②夜の看護師の動線：なるべく短く，死角なく．ですから，たとえば中庭を回廊で囲む形式の病棟は極めて不利になります．③重症部屋はナースステーションから見聞きできるように：リハビリの重症者は急性期の重症者とは少し違います．「聞こえること」は大切な要素です．個室の意味づけも重症者管理とVIP用の2種類があります．入院管理で最も問題になるのは重症者比率であり，その律速段階は夜間の看護対応力であることはよく知られた事実です．②と合わせて，看護職の仕事環境支援が病棟設計の最重要課題です．ナースステーションから見えるべきものは何かをまずデザインしましょう．④患者さんの脱走に注意：出入り口の場所と数，そして，アラーム対策を考えましょう．⑤床材は湿気やワックスに注意：日本の気候では，雨天時の湿気で床がベト付くのが大きな問題になります．そのために床材は多少ディンプルのあるものがよいでしょう．また，ワックスのかけ方でその滑り方が全く変わりますので，前もってどのようなワックスがけがなされるかを知っていましょう．クッション性は転倒時の骨折予防に有用ですが，沈み込みすぎる床材は歩きにくく，車椅子もこぎにくいものです．部屋ごとに床の性質が変わるのはお勧めしません（色は別として）．⑥エレベータの仕様：ストレッチャーと車椅子が一緒に入れる大きめなもの，ドアセンサーの精度の高いもの，閉鎖速度やその制御法が転倒防止を考えているもの，などがポイントです．特に，センサーを含めたドア開閉の安全性については一般に情報が欠如していて，業者の知識も足りませんが，根気よく要望を示すと何とか調整できるものです．⑦照明は明るく：ともかく明るくが基本です．高齢者は白内障などにより若い人よりずっと暗い風景を見ています．そのためには，光熱費も考えた照明選択が必要です．⑧浴室は病棟内に欲しい：病棟内につくると動線上，極めて好都合です．機械浴，一般浴とも欲しいところです．付ける手すりは多すぎるくらいで丁度よいです．⑨職員用アメニティー：FITでは，職員が皆，病棟にいます．休憩室，トイレなど従来の病棟より数が必要です．

　設計は，与えられた制約条件（立地や資金）と達成すべき課題とを考え合わせて解くパズルです．目指すは満足解（最適解ではない）であり，ちょうどリハビリプログラムの作成に似ています．

Q8：なぜ，今まで土日訓練をしていなかったのでしょうか？
A8：良い注射も打たなければ効かない，効果が足りなかったら投与量を増やすという考え方は単純なものです．そうしなかった理由としていくつかの原因が考えられますが，

私見としては，①現状に自己満足していて変化を好まない専門家集団，②治療効果要因への分析不足，③治療がシステムであるという考え方の欠如，などが主要因でしょう．また優れた療法士が，専門家の仕事を「職人」として捉え「個人」の自己実現への愛着に止まりやすい傾向も関係するかもしれません．チームワークという言葉は，実は隔離主義（職種間と職種内の両者において）に裏打ちされている場合が多いことも見逃されやすい現実です．FITは「隔離主義を超えたチームワーク」への挑戦でもあるのです．

Q9：FITを開始するにはどこから手をつけたらよいでしょう？

A9：実際の出発点がどこかによりますが，FITの基本骨格は，訓練室一体型病棟（ward gymnization）と療法士新複数担当制（TriP）です．これらにより，安全かつ効率的に毎日・全日訓練を可能にし，その出力を高めることができました．しかし，これらに囚われることなく，まず何を変えたらより多くの患者を援助できるかを考えることが初めの一歩だと思います．その上で，現状の役割を捉え直すこと，ハードとソフトを一緒に考えること，目指すものは最適解ではなく満足解であると割り切ることなどが，大切になります．たとえば，病棟内訓練室をフルサイズにする必要はありません．施設内の他の場所にその機能の一部を持っていっても構わないでしょう．また，毎日訓練をするための複数担当制は，土日にパートタイマーを導入するという方法でも実現可能です．実際，米国ではこのような形式がみられます．創意工夫で，それぞれの「FIT」を出発させてください．

（永井将太，才藤栄一）

8 リハビリテーション医学・医療エッセンス

◆要約

活動障害に対してシステムとしての解決を図るリハビリテーション医学・医療は,帰結予測のもと,①活動-機能-構造連関,②治療的学習,③支援工学という3つの方法論を駆使して患者の生活を再建する.活動-機能-構造連関は,廃用,過負荷の法則,use-dependent plasticityという重要な概念をまとめるものである.治療的学習は能力低下に対する強力な解決法となっている.また,支援工学は障害者に有用な環境と道具を提供する.

1. リハビリテーション医学・医療は活動障害を扱う

リハビリテーション(rehabilitation)という用語は,re＝again:再び,habilis＝able:できる,すなわち,to become able again:再びできるようになること,という意味を指す(図1).その医学・医療は,生死,植物機能,恒常性から生活,動物機能,活動性へ,すなわち,生命維持の確保から活動障害の改善へとその視点の中心を移している点で特異的といってよい(図2).リハビリテーション(以下,リハビリ)医学・医療は活動障害(activity disorder)を扱う医学・医療である.

長寿社会では,疾病により生じる生活上の問題,すなわち,「活動障害を中心とした障害(disablement)」を抱えながら生きる高齢者が増加する.すなわち,長寿の決算である今世紀前半には,年間死亡者数は約2倍弱まで増加し,それに伴い高齢障

Rehabilitation
re ＝ again:再び
habilis ＝ able:できる
to become able again :再びできるようになること

図1 リハビリテーション

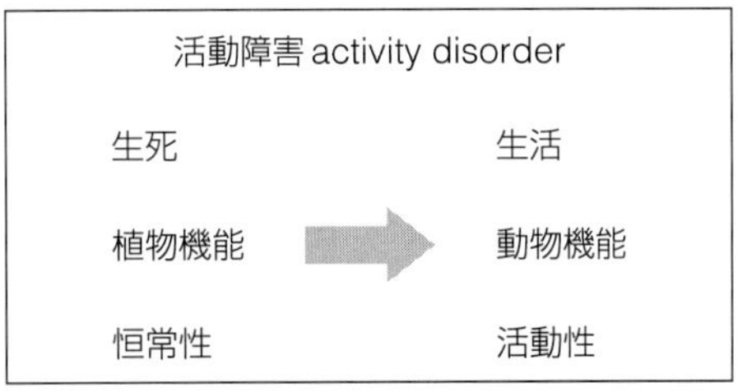

活動障害 activity disorder	
生死	生活
植物機能 →	動物機能
恒常性	活動性

図2 リハビリテーション医学・医療

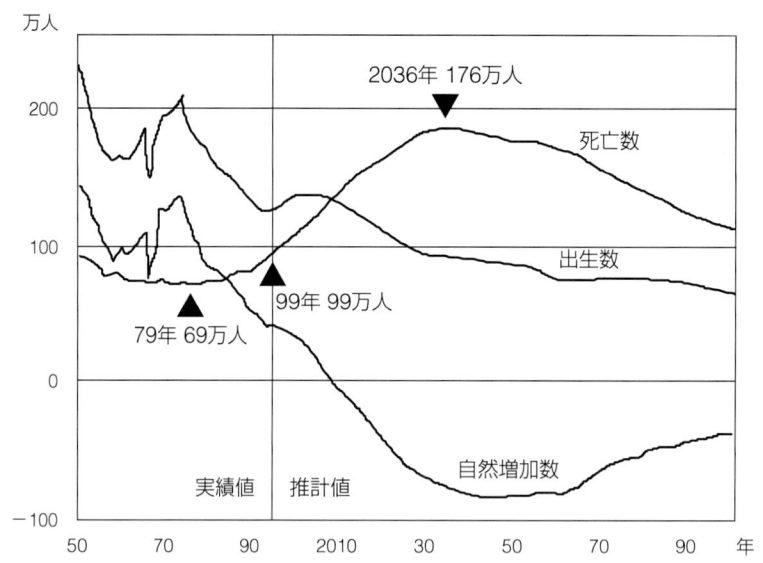

図3 出生数，死亡数の年次推移
—少死から多死・多障害の時代に
（国立社会保障・人口問題研究所「日本の将来推計人口」）

図4 リハビリテーション医学の中心領域

・運動領域：
　操作（セルフケア）
　移動
　摂食・排泄
・認知領域：
　コミュニケーション
　社会的認知
cf) ADL（activities of daily living），介護負担度

図5 障害（disablements）の分類
（ICIDH；WHO 1980）

病態	機能障害	↔ 能力低下 ↔	社会的不利
	Impairment	Disability	Handicap
	臓器レベル	個体レベル	社会レベル
例1. 左脳出血	右片麻痺	書字困難	復職困難
例2. 多発梗塞	仮性球麻痺	摂食困難	在宅困難
		活動障害	

害者数が2〜3倍に激増すると予想される（図3）．したがって，障害への適切な対処が長寿を幸福に結びつける要になる．長寿社会になった今日，振り返って長寿の意味を考え直すと，「長寿は人の幸福の必要条件ではあっても十分条件ではない」ということに気づく．いくら生き延びても，人生の最終ステージを快適に尊厳をもって迎えることができなければ幸福とはいえないだろう．たとえば，摂食・嚥下障害を有する高齢障害者に対し，安易に経鼻経管栄養を用い，その自己抜去予防のため拘束するといった例では，それにより得られる「長寿」はむしろ「生き地獄」をつくるだけではないだろうか．リハビリ医学・医療は，医療の中で活動障害を扱うほぼ唯一の治療体系であり，まさに今世紀初頭の医療におけるキーワードといっても過言ではない．

リハビリ医学・医療で扱う中心的活動領域は次の5つに分けると整理しやすい（図4）．すなわち，3つの運動領域：①操作，②移動，③摂食・排泄と，そして，2つの認知領域：④コミュニケーション，⑤判断である．これらの基本的項目に関する評価

は，現在，世界的に広く用いられている機能的自立度評価法*1（FIM：Functional Independence Measure）1)によってうまく表現されている．

ここで，活動障害の基本構造として，障害の階層性について触れておきたい．生活の問題を眺める際，障害を機能障害，能力低下，社会的不利の3層に分類する（図5）．これは，1980年にWHOにより発表された国際障害分類*2（International Classification of Impairments, Disabilities, and Handicaps：ICIDH）に基づく2)．

機能障害（impairment）は臓器レベルの障害であり，たとえば脳血管障害患者の場合，麻痺した片側上下肢がこれに当たる．

能力低下（disability）は，活動障害の中心的概念であり，個人レベルの障害を指す．書字障害，歩行障害，あるいは日常生活活動の障害などがこれに当たる．能力低下は機能障害の結果生じるが，たとえば，利き手交換練習により左手による書字ができるようになれば，麻痺は残存しても書字障害は解消されるなど，両者の関係は1対1ではない．

社会的不利（handicap）は能力低下の結果生じる社会・環境レベルでの問題で，復職困難や段差による車いすでの移動の問題などがこれに当たる．

この3層は，それぞれのレベルに介入可能であり，先に述べたように各々が1対1の関係にはない．また，逆方向の因果関係性も存在する．すなわち，日常の活動性が

---

*1：Grangerらが中心になって開発された．1987年に第1版が出て以来，北米を中心に広く使用され，現在，世界で最も用いられている機能評価法である．7段階評価（1～7点），18項目からなり，その運動領域はそれまで日常生活活動評価の標準であったBarthel indexを継承している．データベースには現在，250万人以上の登録があるという．【参考：http://www.udsmr.org/】

*2：2001年に後継となる新しい分類，国際機能分類（ICF：International Classification of Functioning, Disability and Health）が提唱された．まだこの分類に対する専門家の評価は確定していないが，分類用語名の陰性表現をやめたこと，社会的不利から文脈因子を分離したこと，能力と実行を分けたこと，などの特徴がある．特に，社会的不利の表現としては，文脈因子を分けた新分類のほうが適切と思われる．一方，用語として，disabilityが広く障害全体を示すこと（陽性的表現がfunctioning）になった点で，従来の分類（能力低下として限局的表現）と混乱が生まれる可能性があり注意が必要である（下図）．

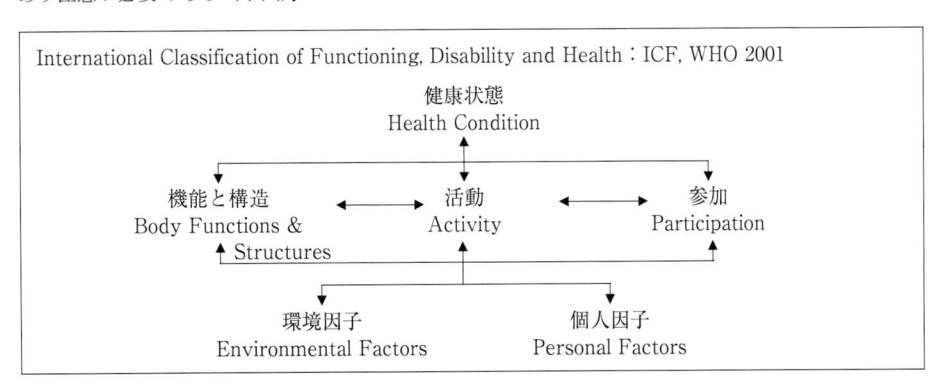

```
International Classification of Functioning, Disability and Health：ICF, WHO 2001

                        健康状態
                     Health Condition

        機能と構造        活動           参加
     Body Functions &   Activity    Participation
        Structures

                    環境因子       個人因子
              Environmental Factors  Personal Factors
```

WHOの新しい障害の分類
ICFの特徴は，分類名の陰性表現をやめたこと，文脈因子（contextual factor：environmental and personal factors）を分離したこと，activityとparticipationで同一の項目を使用すること，などである．Disabilityが広く障害全体を示す（陽性的表現がfunctioning）ようになった点で，従来ICIDHの能力低下（限局的表現）との混乱が心配される．

Pathology 病態 →			
	Impairment ↔	Disability ↔	Handicap
	機能障害	能力低下	社会的不利
領域	生物的	個人的	社会的
変数	中数	多数	莫大
価値	一意的	ほぼ一意的	多様, 公共

図6 障害（Disablements）の3層
　　（ICIDH; WHO 1980）

活動を支える臓器系
・神経-筋肉-感覚器系
・骨-関節-皮膚系
・心-肺-血管系
・消化器-泌尿器系

図7　リハビリテーション医学の対象機能臓器系

低下したために廃用症候群（後述）が発生するといった能力低下がもたらす機能障害，あるいは，社会参加ができずに家に閉じこもっているために屋外歩行能力が低下するといった社会的不利が能力低下を増悪させる現象などがその例である．

リハビリ医学・医療では，これらの3層すべてに介入するが，それぞれの階層の意味を考えると能力低下レベルへの介入が最重要になることがわかる（図6）．すなわち，障害が残る疾患を中心に扱うという現実を考えると機能障害の階層は残存する場合が多い．他方，社会的不利の階層については，「解が多様」で一意的に決定できない場合が多く（たとえば，好みの問題など），さらに，患者の利益が家族や社会の利益と必ずしも一致しないなどの「公共性」の問題が存在するためである．これらに対し，能力低下の階層については，疾病利得など特殊な場合を除き，「歩行はできないよりできたほうがよい」などその軽減は一意的に価値がある．さらに，能力低下に関しては，活動の冗長性（同じ目的を果たす方法は1つではない）の存在により機能障害の変化に直接依存せずにその改善達成が可能であるとともに，人間が有する極めて高い運動学習能力を利用した介入が有効なため大きな変化が期待できる．活動を支える関連臓器系は，①神経-筋肉-感覚器系，②骨-関節-皮膚系，③心-肺-血管系，④消化器-泌尿器系（摂食-排泄系），が主たるものであり，リハビリ医学・医療は，これらの臓器系の該当科との連携が重要になる（図7）．

2. リハビリテーション医学・医療はシステムとしての解決を目指す

活動障害への対応という視点は，病理指向の従来の医療とは異なる観点をもたらす．すなわち，活動障害に対するリハビリ医学・医療の対処法で特徴的な点は，病態の解決のみならず，むしろ，障害が残存した中で「システムとしてその機能的問題の解決を目指す」という極めて柔軟で実用的な対応姿勢にある[3]（図8）．ここでシステムとは，「重要な要素が一定数あり，かつその変数間に関連性があるような系」を指す．つまり，障害を抱えた人を「障害部位の他に健常な部位を有し，また，人的・物的環境の中に存在している系（システム）」としてとらえる．したがって，従来の医療手段によって改善できない病理的状態や機能的問題が残存しても，機能障害部の活動性を向上させ，個人の健常部分を活用し，活動の持つ冗長性を利用しながら，さら

```
・活動障害を対象，障害残存が前提
・システムとしての解決
  ・df）正常化  cf）帰結予測
  ・システム＞要素の合計
  ・strategyとtactics
  ・チームアプローチ
・多層的対応
  ・活動−機能−構造連関
  ・治療的学習
  ・支援工学（道具，環境）
```

図8 リハビリテーション医学・医療の対処法で特徴的な点

に道具を使用して，個人としてあるいは環境を含めた個人の生活として最良の状態の実現を目指すことができる．

そのために他の医療と際立って特徴的なリハビリ医学・医療の3つの方法論がある．

① 活動-機能-構造連関（activity-function-structure relationship）：機能と構造は活動性に依存して変化するという法則を利用し，早期離床による廃用予防，さらには，過負荷の法則（overload principle）やuse-dependent plasticityと呼ばれる法則を利用し機能向上を図る．

② 治療的学習（therapeutic learning）：人の持つ大きな学習機能を利用し新行動形成を含むスキル（skill）の獲得を通して個人の活動能力を向上させる．

③ 支援工学（assistive technology）：環境や道具を用意することで活動障害を克服する．

システムとしての解決という意味を簡単なたとえを挙げながら解説する．ここで，システムとしての解決が，正常化，病理の解決を目指すのではない点には注意が必要である．

あなたが，ある草野球チームの監督であったとしよう（**図9**）．このチームにはすごく下手な遊撃手がいる．チームには選手が9人しかいないので彼を替えることはできない．監督としてあなたはどうするか（ここでこの選手を替えることができれば，チームは「正常化」することになるが，それはできない）．① まずは，遊撃手を特訓し鍛える（機能障害への対応）．この特訓で遊撃手の守備力は多少改善する．しかし，もともと下手な人ですごくはうまくならず，本来期待する役割は果たせない．② そこでさらに，三塁手と二塁手を遊撃手寄りにシフトさせて守らせる（能力低下への対応：新行動の形成）．③ そして大事なことは，このシフトで実際に練習することである（能力低下への対応：治療的学習）．この練習により，三塁線や一・二塁間の守備に多少弱点を残すものの従来の体制よりはより強固な内野守備が可能になる．このようにして初めてこのチームはある程度戦うことができるようになる．④ さらに，試合では応援団を結成し相手チームにプレッシャーをかける（社会的不利への対応）．

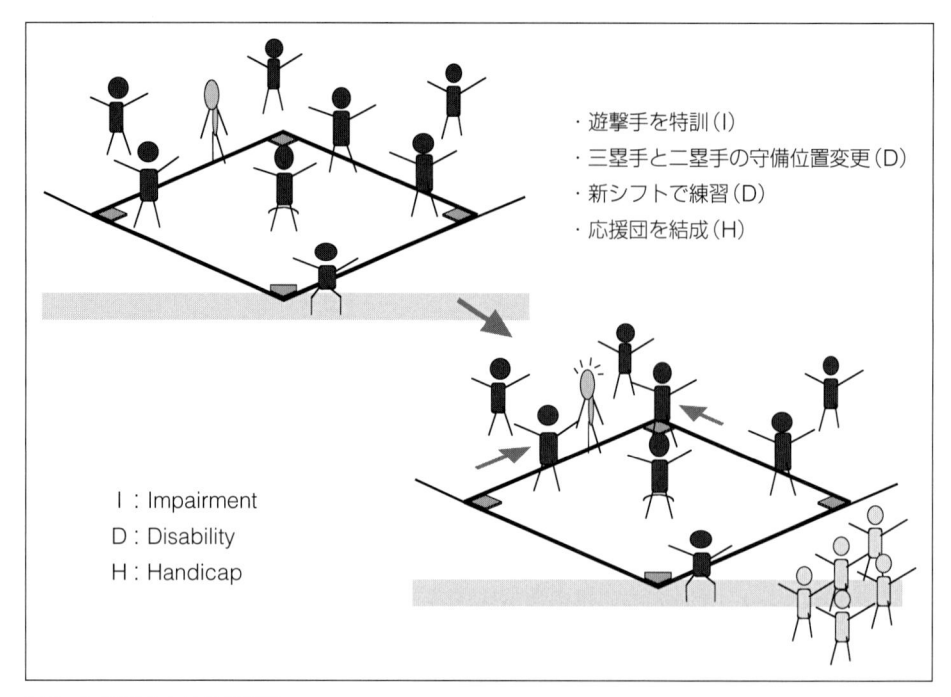

図9 システムという考え方
草野球の監督は下手な遊撃手のいるチームでどうするか．

　片麻痺患者の移動についてこの例に当てはめると，①麻痺した下肢はそれなりの使用を促進する（機能障害への対応），さらに，②麻痺肢の回復程度を予測して適切な下肢装具をつけて歩行での患肢の使用を可能にするとともに，健側下肢をこれまで以上に活用させ，健側上肢で杖を使うという「新しいシフト」を構築し（能力低下への対応：新行動の形成），③このシフトで訓練を重ねることにより（能力低下への対応：治療的学習），歩行を自立させる．④また，在宅化に当たっては，玄関に椅子を置く，手すりを付ける，段差を解消する，などの環境整備を行う（社会的不利への対応）．これが，システムとしての解決である．

　以上のようにリハビリ医学・医療は，病理の存在する部位以外にも幅広く患者の機能に介入する（図10）．病理と機能という軸から眺めた対象分類は，創傷治癒，麻痺肢，切断，廃用，健常肢などそれぞれ異なった問題の存在を教えてくれる．また，成長・老化などライフサイクルに関連する課題も存在する．

　ここで，健常部の重要性について触れておきたい[3]（図11）．リハビリ医学・医療が著効する障害として，片麻痺と対麻痺を挙げることに異論を挟むものはない．「典型的」な片麻痺者の日常生活自立は，「健側上肢による片手動作でのセルフケアと，健側下肢を主軸に患側下肢を棒足にして装具・杖を使用しての歩行という組み合わせの活動様式の習得」で達成される．また，対麻痺者の日常生活自立は，「車椅子とプッシュアップの使用によって下肢・体幹機能（移動機能）を上肢に移して習得させること」で達成される．すなわち，いずれも健常部と呼ばれる部分（図10-5）を中核に治療的学習を行う結果，得られる新行動習得により能力低下が改善されるので

```
図10 リハビリテーション医学・      図11 健常部の治療効果優位性
    医療で扱う機能関連問題
```

1. 病理-機能障害：創傷治癒
2. 準病理-機能障害：麻痺肢
3. 構造問題-機能障害：切断
4. 非病理-機能障害：廃用
5. 非病理-正常機能：健常肢
6. 発育：小児
7. 加齢：高齢者

1. 障害の局在性による運動療法の効果の差
   ex）片麻痺，対麻痺
   ex）小脳失調症，パーキンソン症候群
2. 代償部のない機能障害例での重篤な能力低下
   ex）失語症，嚥下障害
3. 心筋梗塞患者の運動療法による最大酸素摂取量の変化
4. 廃用症候群の重要性と可変性

ある．また，心筋梗塞のリハビリは，「心臓を鍛える」のではなく，「心臓の働きは同じでも，より効率のよい活動ができる四肢（健常部）をつくる」ため訓練をすることにその要点がある．一方，パーキンソン症候群などびまん性の病態や失語症など代償部のない機能障害では，その効果には限界が存在することも実感するところである．すなわち，健常部をいかにうまく利用しながら新行動を形成できるかどうかがリハビリ医学・医療の成功を左右する．

システムとしての解決を図るに当たって必要な情報に帰結予測がある（図8）．正常を目指すのではないため，患者の障害を含めた将来像が最終的にどうなるかを個々に予測せずしてシステムの構築は図れない．また，この帰結の予測は，いわゆる「勘」ではなく，科学的根拠に基づいたものでなければいけない．帰結予測の研究は，リハビリ医学研究の最も重要なものの1つになっている[*1]．

システムには階層があることにも注意を要する．たとえば，歩行を例に取ると，右下肢と左下肢のそれぞれの運動を別々に練習しただけでは歩けるようにはならない．歩くためには歩く練習が必要になる．活動というシステムをみる場合，そのサブシステムである臓器単位の運動だけではなく個人全体の活動そのもので括るという観点が必要である[*2]．

また，システム的対応では，対応法の意味を戦略（strategy）と戦術（tactics）という階層に分けて考える必要がある（図12）．すなわち，戦術と呼ばれる要素技術は，戦略と呼ばれる大きな文脈の中で意味を持ってくる．システム論的ゲームの代表

[*1]：帰結予測の方法論：帰結予測は，退院時あるいは最終的な機能レベルをある程度前もって知るために行う．たとえば，脳卒中の場合，病前状態，個人属性，病因，発症後期間，麻痺や高次脳機能障害など機能障害，そして，ADLなどの能力低下から予測式（重回帰分析や判別分析）をつくったり，層別化したりして予測する．また，阻害因子の有無で考える方法も現実的である．これらの予測の際，問題になりやすいのは，多くの臨床的指標が順序尺度であるため統計的手法の制限を受けやすいというデータの性質に関する点である．

[*2]：ここでシステムという概念を還元論に対する全体論（反還元論）的考え方として示しているのではない[7]．つまり，システムの全体は部分の合計以上のものであり，部分の特性やその相互作用の法則が分かっていても，全体の特性を推論することが無意味ではなく，また，実際上，重要であるという意味で用いている．また一方，システムを構成する各階層，すなわち，各サブシステムは，個々に解析可能であり，準分解可能性（nearly decomposable）という．そして，準分解可能サブシステムは，①短期的にはほぼ独立しているが，②長期的には集合的という性質があり，さらに，独立した個々のサブシステムの寄与度の合計がほぼシステム全体の特性になる．

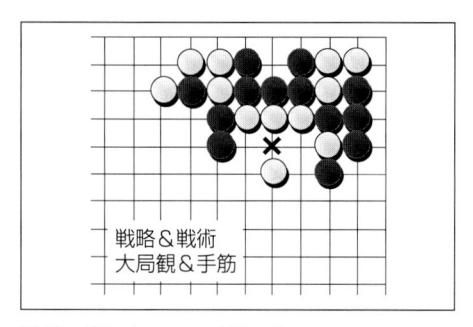

図12　Strategy and Tactics
次に黒が×に打てば黒はこの局面を勝つことができる（戦術）．

・リハビリテーション医	physiatrist
・理学療法士	physical therapist (PT)
・作業療法士	occupational therapist (OT)
・言語聴覚士	speech therapist (ST)
・リハビリテーション工学士	rehabilitation engineer
・義肢・装具士	prosthetist & orthotist
・リハビリテーション看護師	rehabilitation nurse
・臨床心理士	clinical psychologist
・医療ソーシャルワーカー	medical social worker (MSW)

図13　リハビリテーションチーム（rehabilitation team）

である囲碁を例に解説する．囲碁には手筋と呼ばれる一定の解決手順がある（戦術）．すなわち，既知の順通りに打てば必ずその局所での勝敗を確定できるような手順がある．しかし，実際の局面では，手筋通りに打たない場合も多い．それは，他の部位や全体の流れに依存して，各手の重みづけ（価値）が変わってくるからである．この全体の流れを総合的に判断する認識を大局観（戦略）という．

　実際のリハビリの臨床では，麻痺肢の機能回復やADLなどの能力改善などの機能帰結を予測した上で，全体としてどのように対応していくかの大枠を判断することが戦略に当たる．それに対して，いわゆる「神経生理学的アプローチ」などの各種手技は戦術に該当する．このようにしてみると，これまでのリハビリ治療研究の多くが，これらの階層的概念を混乱したまま使用していることに気づくだろう．治療的学習における戦略の概要については後述する．

　リハビリ医療はチームアプローチが基本といわれる．システム的対応に応じた多様な医療職が必要となったためである（図13）．特に，「療法士」といわれる職種は，治療的学習を担当するコーチとして，あるいは教師としての役割がことさら重要であるため生まれた．ここで，チームの形態について少し触れておきたい．

　チームの形態には，multidisciplinary, interdisciplinary, そして，transdisciplinaryという3つがある（図14）．ここで，"discipline" は「専門分野，学科」，"disciplinary" は「専門分野の」という意味である．Multidisciplinary あるいはinterdisciplinary team では，医療者の個々の役割・機能は決まっていて，患者はその必要性に合わせて対応する役割の医療者を求める．両者の違いは，前者が個々の医療者間に機能的連絡が少ないのに対し，後者ではしっかりした機能的連絡が存在する点にある．

　Multidisciplinary は，総合病院の各科のようなものと理解できる．それに対し，interdisciplinary は，通常のリハビリチームに見られるような各専門医療職の間に定期的かつ事前のコミュニケーションが存在するチーム形態である．ただし，ここではもう1つ，すなわち，transdisciplinary というチーム形態に力点を置いて紹介しておきたい．なぜなら，このチーム形態が今後，リハビリ医学・医療において注目すべ

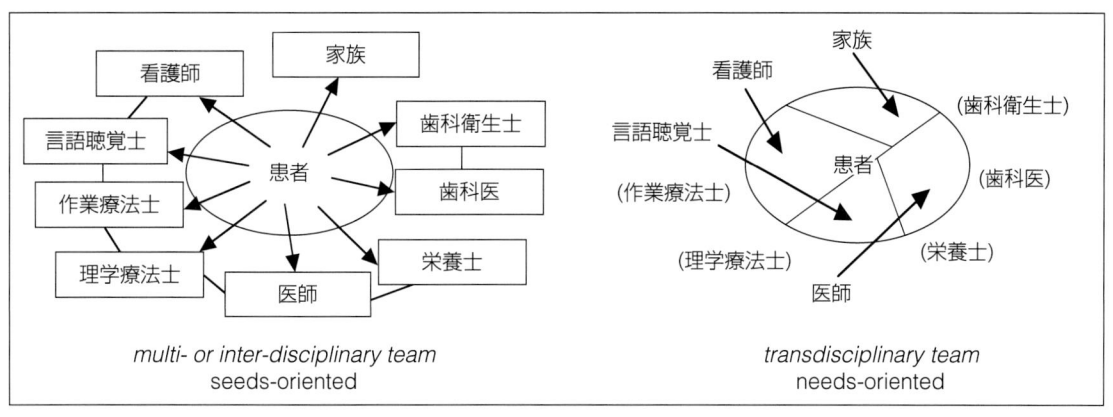

図14 リハビリテーションチームアプローチ（例：摂食・嚥下障害患者）

左図：multi- or inter-disciplinary team（seeds-oriented）― 患者を中心に、看護師、家族、歯科衛生士、歯科医、栄養士、医師、理学療法士、作業療法士、言語聴覚士が双方向の矢印で結ばれている。

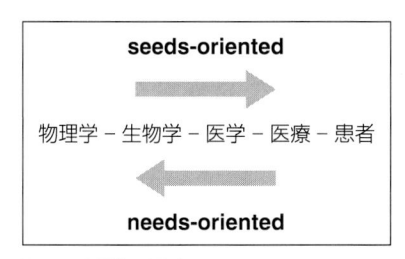

右図：transdisciplinary team（needs-oriented）― 患者を含む楕円の中を各職種（看護師、家族、（歯科衛生士）、（歯科医）、（栄養士）、医師、（理学療法士）、（作業療法士）、言語聴覚士）が区分して担当する。

図15 医学・医療

seeds-oriented →
物理学 − 生物学 − 医学 − 医療 − 患者
← needs-oriented

き形態になると思われるからである．

　Transdisciplinary team では，患者の必要性がまず存在し，その必要性をそこに存在する医療者で区分し担当する．そのために医療者は状況に応じてその役割が変動することを前提にしなければならない．

　この考え方は，専門という seed（種）からではなく，障害という need（必要性）から発想するというリハビリ医学・医療の本質に適合する（**図15**）．これは，医療を「応用生物学である医学の社会的適応」と考える方向性（専門性重視）とは逆の，「患者の存在が医療を生み，その効果追求のため医学が生まれ，医学がその基礎として生物学を求めた」という考え方（必要性・消費者重視）に近い．もちろん，これは科学性そのものや医療の限局性を否定しようというものではなく，「専門性というカラーを患者の必要性にうまく適合させるための工夫は極めて重要，かつそう簡単な課題ではない」という主張を意味する．Transdisciplinary team では，当然，そのチーム構成により各専門職の実際の役割が変わってくることになる．たとえば，摂食・嚥下障害者に対して，言語聴覚士がいる時といない時の作業療法士の役割は当然変わってくる．一見逆説的だが，専門職の独自性（identity）は，このような柔軟性を持って初めて成熟したものになるといえよう．また，それを達成するためには，各専門職が各職種独特の核となる知識・技術を越えて幅広い共通の基本的機能を有する必要があり，そのために，多くのサブルーチンを身につけること，新しい事柄を学ぶことができる高い水準の学習能力，そして，高いコミュニケーション能力が必要になる．

3. 3つの特有な対応法

リハビリ医学・医療の方法論として3つの特有な対応法について簡単に解説する（図16）．特に前二者は，訓練の基本的原理を構成する概念である（図17）．

1）活動-機能-構造連関（activity-function-structure relationship）

「生物の機能と構造はその活動レベルに適応して調整されている」という原則を活動-機能-構造連関という．この連関の利用がリハビリ医療の重要なポイントになる．

筋力を例にみると（図18），個人の筋力は日常活動で使用する筋力の約3〜4倍の最大筋力を持つように調節されている．これは，筋収縮活動により誘導される筋線維での蛋白合成・分解，そして，筋線維の破壊・再生・増殖の調整により達成，維持されている．したがって，日常活動を制限すると最大筋力はそれに見合った低下を示す．1週の臥床により20%の筋力低下が生じるといわれている．これを廃用性筋力低下（disuse muscle weakness）という．一方，通常の活動強度より大きな負荷を与えると筋力は増加する．この原則を過負荷の法則（overload principle）という．たとえば，最大随意収縮力の60%以上の負荷を与えると最大筋力は増加する．筋力増強訓練はこの連関を利用した治療である．活動性に依存して変化する要素として重要なものには，筋力の他，筋持久力，可動域，体力，などがある（図19）．

・活動-機能-構造連関　activity-function-structure relationship ・治療的学習　therapeutic learning ・援助システム　assistive system

図16　リハビリテーション医療手段

・活動-機能-構造連関 　：過負荷の法則 ・治療的学習（スキル学習） 　：転移性（特異性）

図17　訓練の原理

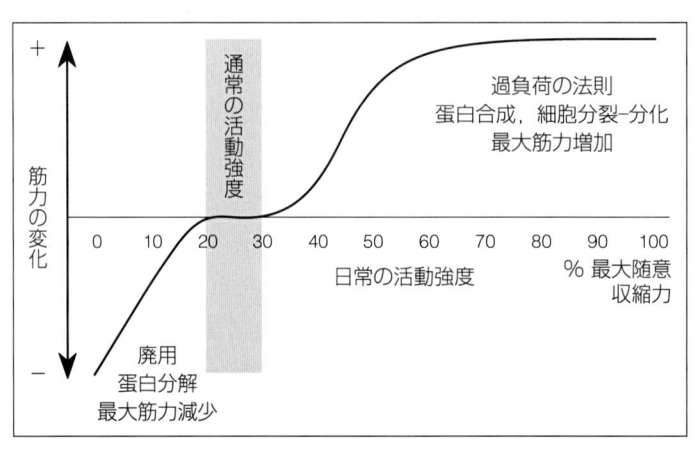

図18　日常の活動強度により適応調整される筋力（活動-機能-構造連関）

・筋力 ・筋持久力 ・可動域 ・体力・耐久性 ・感覚・知覚 ・協調性	・筋力低下，筋萎縮　・尿路系結石 ・関節拘縮，変形　　・褥瘡 ・骨粗鬆症　　　　　・便秘 ・最大酸素摂取量低下　・皮膚萎縮，嵌入爪 ・頻脈，起立性低血圧　・耐糖能異常 ・沈下性肺炎　　　　・意識低下 ・静脈血栓症　　　　・精神活動性低下

図19　活動に依存して変化する要素　　図20　廃用症候群

　機能障害を有する部位についても同様の機序が存在し，特に使用による麻痺や感覚障害などの中枢神経系の可塑性は use-dependent plasticity と呼ばれ，近年，注目されている．

　安静臥床により，多くの動物機能が疾病によらずとも減弱する．これは，本来あった機能が安静により失われることを意味する．さらに続く安静によって病的な機能減弱が生じ，二次的合併症を生む．これを廃用症候群（disuse syndrome）という（図20）．

　廃用症候群には，筋力低下・筋萎縮の他，多彩な症状がある．筋，靭帯，関節包などの軟部組織は伸ばされると延長し，縮めておくと短縮し拘縮をつくる．これは活動に伴うコラーゲン線維の配列変化による．3日の不動化で顕微鏡レベルの，1週の不動化で臨床的拘縮が生じる．骨量は，破骨細胞による骨吸収と骨芽細胞による骨形成のバランスで決まる．荷重（骨への負荷）は，電位変化，骨芽細胞活性化，血流増加を介して骨形成を促進する．逆に免荷は骨萎縮を生む．臥床により，循環血液量の低下，静脈の血管運動調節機能の低下，心筋機能の低下が起こる．臥位による循環血液量（血漿成分）の減少は2週で20％にも及ぶ．その結果，起立性低血圧（orthostatic hypotension），最大酸素摂取量低下，安静時の頻脈（0.5拍/日増加）が生じる．臥床による気管-気管支内の粘液分布偏位，換気血流不均等は沈下性肺炎を生じやすくする．循環血液量の減少，それに伴う血漿成分減少による血液粘性上昇，筋活動欠乏による静脈還流の低下は相まって静脈血栓症をきたしやすくする．骨脱灰に伴うカルシウム排泄増加は尿路系結石をもたらす．褥瘡は，臥床による局所の持続的圧迫，皮膚への剪断力などにより生じる．使用しない皮膚は萎縮し，爪は変形する．使用されない筋でのインスリン感受性が低下し，耐糖能異常を生じる．感覚入力の欠乏により，見当識が障害され，精神活動性が低下する．

　したがって，安静は無害ではないことを十分認識して，必要な安静を最小限（量的，時間的，空間的）にとどめる努力が極めて重要である．たとえば，骨折による「局所の安静」の必要性は「全身の安静」と区別されなければならない．また，活動量に対する科学的根拠に注目する必要がある．たとえば，ベッド上での排便活動は，ポータブルトイレでの排便に比べてエネルギー消費が大きく，適切でない．廃用の予防には，体位変換，良肢位選択，可動域訓練などの受動的予防と筋力増強訓練や座位，起立，歩行訓練など患者自身に筋活動を行わせる能動的予防がある．

2）治療的学習（therapeutic learning）

リハビリの最大の特徴は学習を治療に用いる点にあるといえよう．治療的学習は，訓練という過程を通して個人の能力を直接変えて能力低下を改善する．先に紹介した片麻痺患者や対麻痺患者のリハビリはその典型である．

治療的学習の概要で注意すべき事項として，「健常部の重要性」や「正常化を目指すものではない」という点については先に触れた．その他，通常の教師やコーチとは異なった困難を生む原因として，「課題が患者にとって低価値なものに見えやすい」，「障害は正規分布しないため，患者の課題達成も非正規的であり，効果判定やゴール設定に難しさを伴う」，「訓練士は優れた患者ではない」などがある（図21）．

治療的学習は運動学習を基本とする．運動学習で獲得される行動単位は，その行動が目的を持っていて，幾つかの運動から構成されており「スキル（skill）」と呼ばれる[4]．すなわち，運動学習とはスキル（熟練行動）を導くことである（図22）．

スキル学習には，課題特異性という特徴がある．すなわち，訓練は特定の機能のみを変化させる．訓練がもたらす変化効率を課題転移性と呼ぶ（図23）．

リハビリ医療で行うスキル学習は多岐に渡るが，その代表的なものとして，歩行訓練，片手動作訓練，などが挙げられる（図24）．

スキルの学習過程で，戦略的に重要な事項は，動機づけ，行動の変化，定着・保持，転移である（図25）．この戦略的事項を適切に判断することが，効率よい治療プログラムを立てる上で最も重要となる．

訓練とその他の一般的医療における治療との大きな違いに，患者の能動性への要求（動機づけ）がある．動機づけとは，「行動を始発させ，方向づけし，持続的に推進す

- 健常部の重要性：
  健常部の多大な可塑性，代償部を有する疾患例の利得，廃用の回復
- 障害者の学習：
  システム論的解（正常化ではない），課題達成の非魅力性，課題達成の非正規性，訓練士の非患者性
- 運動心理学的概念：
  スキル，基準課題，学習の段階，スキーム，動機づけ，行動変化，定着，キャリーオーバー，転移，など

図21 治療的学習のポイント

- スキル（skill；熟練行動）を導くこと
- スキルは学習された能力であり生得的な行動ではない
- 本来備わっていない能力で行動できる

図22 運動学習とは

基準課題
課題転移性（特異性）

- テニスを練習してもピアノは上達しない
- 野球のスイングはゴルフのスイングに転移する
- 嚥下は嚥下運動により最も訓練される

図23 スキル学習（治療的学習）

```
・義足歩行
・片麻痺歩行
・対麻痺歩行
・車いす駆動
・片手動作ADL
・利き手交換
・自己導尿
・吊り上げ術後嚥下
```

図24 新しいスキルの例

```
・動機づけ
・行動変化
  ・量(頻度),難易度,フィードバック
・定着・保持
  ・学習と行動変化の乖離
・転移
  ・スキル種類,運動類似性
```

図25 運動学習 motor learning
障害部位と健常部位を併せ持つ個人において能力帰結に見合った現実的行動様式を達成させるためのシステム的学習過程.

る心的過程・機能」を意味する心理的要素である．動機づけでは内的強化因子と外的強化因子の使い分けが必要である[5]．

　行動変化をもたらすために重要な変数は，練習量・頻度，課題難易度，フィードバックである．シグモイド状の学習-効果曲線を考慮した練習量・頻度，課題難易度の設定が必要である．装具は，課題の難易度を調整するために役立つ．フィードバックは運動学習における感覚情報の中心であり，フィードバックなしに学習は成立しない．

　行動変化と学習とはイコールではない．すなわち，学習は獲得されたものが比較的長期に渡って定着・保持された状態を意味し，一時的に獲得されすぐに忘却される変化は学習と呼ばない．行動変化と学習の差，すなわち，定着・保持の問題はキャリーオーバー問題として興味深い．ブロック練習とランダム練習などの練習法の違い，フィードバックの易依存性，疲労の影響などが重要な因子になる．

　訓練課題の最終目標となる基準課題への転移性，すなわち，効果の発現性については，スキルの分類，一般運動プログラムから課題の類似性を通して考察する必要がある．スキルの学習は基本的に課題特異的である．訓練士には，訓練のデザイナーとしての役割がある．

3）支援工学（assistive technology）

　人は，道具を使う動物である．われわれが日常生活の中で使う道具は2万個もあるという．障害をもち，治療的学習によっても克服できない問題に対しては，道具（環境整備を含む），すなわち支援工学的手法により対処する[6]．実際の臨床では，克服できない問題を前もって予測して，時間的経過として遅れることなく支援工学を導入する手順が要求される．また，「道具の使用」は学習によってより効率が良くなる事象である．また，よくデザインされた道具や環境は，使用者にタイムリーな情報をアフォードしてその活動をよく動機づける（affordance）．

　義肢，装具，車いす，座位保持装置，杖・歩行器，自助具，環境制御装置，機能的電気刺激法などがある．また，家屋改造などの環境整備を含む．

　工学的補助は，①上肢用-下肢用：操作に関連して使うものか，移動に関連して使

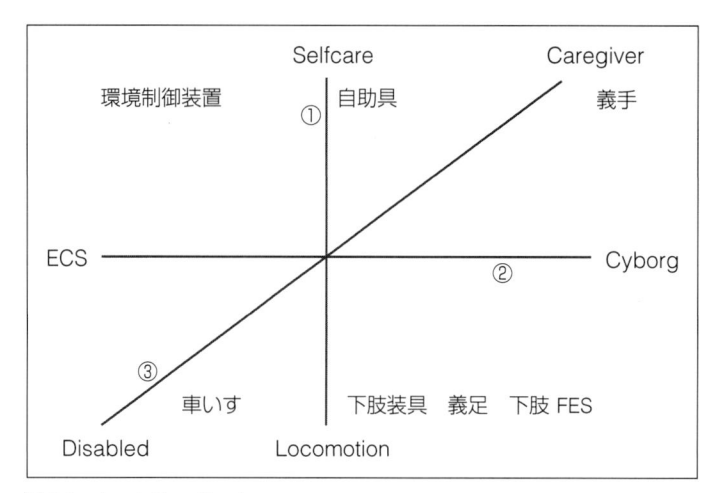

```
                    Selfcare          Caregiver
     環境制御装置      ①自助具           義手

     ECS ─────────────────────② ──── Cyborg

                      ③
                     車いす     下肢装具 義足 下肢FES
     Disabled         Locomotion
```

図26 Assistive Systems
3つの軸は，①上肢と下肢機能，②CyborgとECS型，③本人と介助者使用．第3軸の例は省略してある．

うものか，②環境制御装置型-サイボーグ型：身体の外に置いて使うものか，身体上もしくは内に置いて使うものか，③障害者用-介助者用：障害者が自分で操作するものか，介助者が使うものか，という3つの軸で整理される（図26）．

義肢・装具は，臨床において広く使用されている補助装置である．また，バリアフリー環境整備も重要である．これらの支援工学を有効に利用するためには，運動学的知識が必要である．

その他，感覚系に対する眼鏡やバイオフィードバック法，認知系に対する記憶ノートなどmental bracingと呼ばれる対処もある．

ユニバーサル・デザイン（universal design）とは，できうる限り最大限，能力あるいは障害のレベルにかかわらずすべての人に利用可能であるように製品・建物・空間をデザインすることを意味する．バリアフリー・デザイン（アクセシブル・デザイン：障害者のアクセスを保証するデザイン），アダプティブ・デザイン（初めから障害者の特別なニーズを配慮して一般製品・環境をデザイン），トランスゼネレーショナル・デザイン（加齢と結びついた障害と両立し，世代を超えた人たちにサービスするようデザイン）などの概念を含む．ユニバーサル・デザインをもとに取り巻く環境を変えることによって，障害のある人1人ひとりの人権を認め一般の人と「共に生きる社会」，すなわち，ノーマライゼーション（normalization）を可能にする．

（才藤栄一）

●文献
1) 千野直一（監訳）：FIM—医学的リハビリテーションのための統一的データセット利用の手引き．医学書センター，東京，1991
2) World Health Organization: International Classification of Impairments, Disabilities, and Handicaps. WHO, Genova, 1980

3) 才藤栄一, 永井将太：理学療法士への期待―その accountability. 愛知県理学療法士会誌 13：1-6, 2001
4) Schmidt RA, Wrisberg CA：Motor Learning and Performance. 2nd ed., Human Kinetics, Champaign, IL, 2000
5) 才藤栄一：治療への動機づけ. 才藤栄一, 渡辺俊之, 保坂　隆(編)：リハビリテーション医療心理学キーワード. 文光堂（エヌ & エヌパブリッシング）, 東京, pp 119-123, 1995
6) 才藤栄一：対麻痺患者の歩行補助装置. 医学のあゆみ　181：1038-1039, 1997
7) サイモン HA(著), 稲葉元吉, 吉原英樹(訳)：システムの科学. 第3版, パーソナルメディア, 東京, 1999

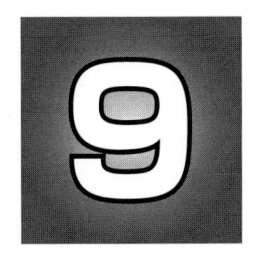

9 運動学習エッセンス

◆ 要約

運動学習は，リハビリテーション医学・医療において中心的対応手段となっている．戦略と戦術の区別が必要になる．熟練行動であるスキルの分類を紹介し，スキルの学習過程で戦略的に重要な事項，すなわち，動機づけ，行動の変化，定着・保持，転移について説明する．行動の変化をもたらすために重要な変数は，練習量・頻度，課題難易度，フィードバックである．行動の変化と学習の差，すなわち，定着・保持の問題はキャリーオーバー問題として興味深い．基準課題への転移性は，スキルの分類，一般運動プログラムから考察する必要がある．

1. 介入法としての治療的学習

　　スキルを獲得し個人の能力を直接変えて能力低下を改善する過程を「治療的学習（therapeutic learning）」という．

　　リハビリテーション（以下，リハビリ）医療では，活動障害（activity disorder）のある個人に介入し，その活動・行動を再建することで社会生活への復帰を援助する．その際，他の医療と際だって特徴的な方法論として，① 活動-機能-構造連関（activity-function-structure relationship），② 治療的学習（therapeutic learning），③ 支援工学（assistive technology）という3つが挙げられる．この中で，活動-機能-構造連関と治療的学習は，リハビリ医療の代表的治療手段である訓練（exercise）と呼ばれる介入法の基本原理となっている．

　　治療的学習により獲得される行動単位は「スキル（skill）」と呼ばれる．スキルは，その行動が目的を持っていて，幾つかの運動から構成されている．適切なスキルには，① 達成の正確性（あらかじめ決められた結果に合わせる），② 身体的・精神的エネルギー節約の満足化，③ 使用時間節約の満足化，という特徴がある[1]．

　　人間のほとんどの行動はスキルであり，その中核には「生得的」と呼べる特徴があったとしても，多くの場合，「学習された熟練行動」と考えることができる．スキップを踏む，自転車に乗る，などはもちろん，ボールをうまく投げる，などといった課

題もスキルに当たる．

スキルと類似の用語に協調性（coordination）がある．協調性とは，円滑な運動の遂行であり，高いスキル実行におけるスムースな運動特性（skillful）を指す．つまり，リハビリ対象患者の多くが協調性の達成のために訓練の適応になる．ところで，協調性という用語は小脳症状や体性感覚障害に伴い生じる失調性運動に関連して議論される場合も多いが，ここでは，スキル獲得を目指した動作や活動の訓練，すなわち，運動学習について解説する．

リハビリ医学の教科書を見渡しても，このスキル獲得について解説したものは少ない．わずかにKruzen's Handbook of Physical Medicine & Rehabilitation（1990）において，Kottkeが「神経筋協調性発達のための治療的訓練（Therapeutic exercise to develop neuromuscular coordination）」としてエングラム形成を中心に解説している[2]．その他の多くの教科書では，「治療的訓練（therapeutic exercise）」の章における筋力増強訓練や持久性訓練に比して，協調性訓練の扱いは不当に少ない．筆者は，その理由として，理学療法や作業療法を含めたリハビリ医学・医療において「療法＝治療」に力点を置くあまりに「学習」という概念が普及しなかった点に原因があると考えている．つまり，リハビリ関連の医療者の意識に，治療と学習の区別があり，医療者が行うのは治療であって学習ではないというような考えが内在しているようである[3]．多くのリハビリ治療理論が，麻痺や異常反射などに注目してその訓練法の枠組みを考察していることからも，病理（病態生理）に対する介入（治療）に主たる注意が払われているように思われる．

麻痺した肢の運動が改善したり，障害された活動が改善したりする場合に使用される用語として，可塑性，回復，代償，再教育，再学習などがある．近年，constraint-induced movement therapyなど麻痺肢そのものを改善させる治療法が提案されるようになった．また，機能的画像検査法の進歩に伴い，use-dependent plasticityと呼ばれる「機能回復に関連した神経系再編の興味深い生理学的過程」が知られるようになってきた．これら神経系再編とその機能回復との関係は，今後，再生医療の進歩に伴い有望な治療法開発に結びつく可能性がある．しかし，現時点で片麻痺患者など麻痺が永続する症例の日常生活などの機能回復にこれらの過程が占める割合は決して大きくない．

本項では現状のリハビリ医療過程で行われている活動の改善をもたらす訓練に関する基本的考え方を運動心理学的に整理する．

2. スキルの種類とその学習

スキルはその特徴によって分類される[1]（表1）．分類の際に基本となる要素は，感覚-知覚，意志決定，運動制御-運動産出という行動の過程である．スキルの種類は，学習の方法やその転移（transfer，後述）を考えるときに重要な要素となる．

表1 スキルの種類

- 開放/閉鎖スキル
- 分離/連続/系列スキル
- 運動/認知スキル

- 開放/閉鎖スキル（open/closed skill）：サッカーなど相手との駆け引きが重要な競技など，環境が変化する状況における課題を開放スキルという．それに対し，体操競技や弓術のように環境が安定している課題を閉鎖スキルという．開放スキルでは，感覚–知覚と意志決定がその達成に極めて重要になる．
- 分離/連続/系列スキル（discrete/continuous/serial skill）：運動課題における運動制御–運動産出の過程での差で3種類のスキルに分類できる．運動の開始と終了がはっきりしている投球，スイングなどを分離スキルという．開始と終了がはっきりしない車の運転や水泳などは連続スキルと呼ばれる．この両者の間に，体操の規定種目やピアノの演奏のような分離スキルが組み合わさった課題があり，系列スキルと呼ばれる．
- 運動/認知スキル（motor/cognitive skill）：重量挙げのように運動制御が最も重要で意志決定は重要でないような課題は運動スキルと呼ばれる．それに対し，チェスや将棋のように意志決定が最大で運動制御は最小の課題は認知スキルと呼ばれる．

治療的学習は，障害を持った患者に最適な課題（スキル）を選択し，練習によってそれを獲得してもらう過程である．この学習課程が健常者と障害者との間で根本的に違うか否かについてここで詳細な議論は行わないが，その基本は一緒と考えてよいと思われる．容易な連想として，治療的学習が最も奏効する障害を考えてみよう．すなわち，片麻痺と対麻痺である．多くの片麻痺者の日常生活自立は，「片麻痺の回復」によってではなく，「健側上肢による片手動作によるセルフケア達成と健側下肢を主軸に患側下肢を棒足にして装具・杖を使用しての移動法獲得」という組み合わせの活動を習得することで達成される．また，対麻痺者の日常生活自立は，「対麻痺の回復」によってではなく，「車いすとプッシュアップの使用によって，下肢・体幹機能（移動）を上肢に移して習得させること」で達成される．すなわち，スキルを学習する身体部分はいずれも健常部と呼ばれる部分が中心となっている[3]（図1）．治療的学習においては健常部が変化する力がとても重要なのである．

一方，障害者の達成すべき課題は「正常な行動様式」ではないということを理解しておく必要がある[4]．すなわち，麻痺など機能障害が残存する状態での活動（能力低下）は，「正常様式」とは異なったものになる．したがって，機能障害と能力低下の帰結予測をもとにその障害に見合った行動様式を選択しなければならない点に通常の教育とは異なる難しさが存在する．リハビリ的解決は，障害を持った部位と健常な部位を併せ持つ個人において，その能力に見合った現実的な行動様式を達成させるためのシステム論的な学習過程といえる[3]．

以下，スキル獲得のうち主に手続き的記憶が中心となる運動学習（motor learn-

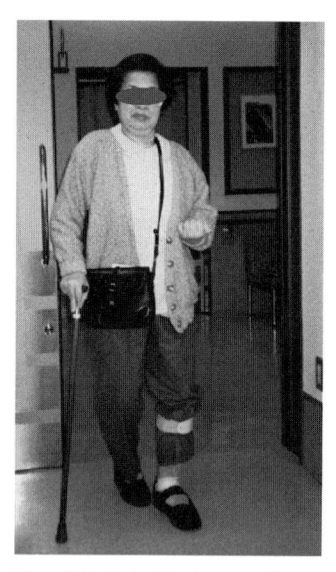

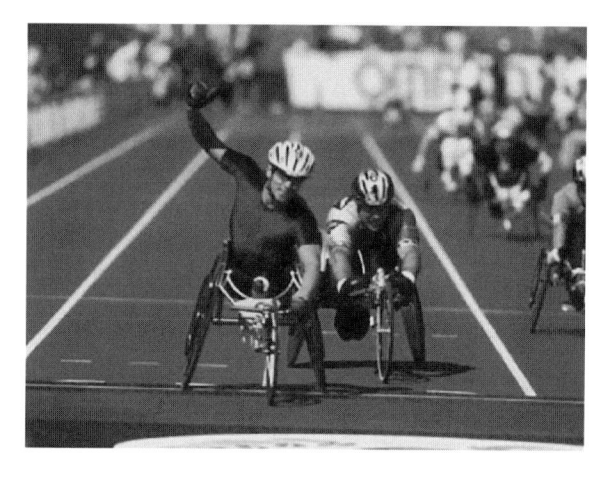

図1 対麻痺者と片麻痺者の自立
多くの片麻痺者の日常生活自立は，健側上肢による片手動作によるセルフケア達成と健側下肢を主軸に患側下肢を棒足にして装具・杖を使用しての移動法獲得により達成される．対麻痺者の日常生活自立は，車いすとプッシュアップの使用によって，下肢・体幹機能（移動）を上肢に移すことで達成される．（右図は，http://www.coara.or.jp/~marathon より）

ing）について解説する．

3. 運動学習の要点

訓練によってスキルを獲得する過程で重要な要点は，1）動機づけ，2）行動の変化，3）定着・保持，4）転移と一般化，である（表2）．

1）動機づけ（motivation）

訓練とその他の一般的医療における治療との大きな違いに，「患者の能動性」への要求がある．薬物治療や外科治療においては患者は文字通り「耐える人（patient）」であればよい．つまり，苦い薬，痛い注射，辛い手術を我慢して受けてくれればよいのである．しかし，耐えるだけでは訓練効果は上がらない．訓練では患者はその過程に「主体者（prime-mover）」として参加する必要がある．したがって，そのためには十分な動機づけ（motivation）が必要となる．

動機づけとは，「行動を始発させ，方向づけし，持続的に推進する心的過程・機能」を意味する心理的要素である．しかし，リハビリ医療における患者参加には大きな困難性が伴う．すなわち，課題の低価値性や患者の悪条件などが能動的参加を妨げる．

動機づけに関する理解には，精神力動論による障害受容過程や欲求の階層性，強化理論による内的・外的強化因子，役割理論による学習者役割，認知心理学による原因

表2 運動学習の要点

1) 動機づけ
2) 行動の変化
3) 定着・保持
4) 転移と一般化

帰属やアフォーダンス，そして，神経心理学による意識障害や前頭葉機能障害などの諸心理学的考え方が役立つ．

いずれにせよ，動機づけが状況依存的側面を持っていることを理解し，訓練導入に当たって動機づけのデザインを考えておく必要がある．特に，強化理論の考え方は有用である．外的強化因子は，賞賛や報酬など，課題そのものの外部にある因子であり，リハビリの過程では，療法士の患者に対する賞賛や関心が重要となる．内的強化因子は，課題そのものから得られる達成感，楽しみなどで，結果のフィードバックが要点になる．課題導入時には，課題は達成できないため課題そのものから内的強化を得ることは困難であり，療法士-患者関係を利用した外的強化因子に十分な配慮を払う必要がある[5]．

2）行動（パフォーマンス）の変化（performance change）

運動学習は，スキルを獲得し定着させる過程である．ここで実際に測定されるものは行動（パフォーマンス）の変化であり，構成概念である学習そのものは直接測ることができない（図2）．

また，行動の変化と学習とはイコールでないことに気をつける必要がある．すなわち，学習は獲得されたものが比較的長期にわたって定着・保持された状態を示し，一時的に獲得されすぐに忘却される変化は学習と呼ばない[1]．たとえば，一夜漬けの勉強で覚えその日のテストで正解しても，1週間後には覚えていない場合，「行動（パフォーマンス）の変化はあったが，学習は起こらなかった」と考える．この問題は，定着・保持の項で解説する．

訓練により行動を変化させるために重要な変数は，量（頻度），難易度，フィードバックである．

・量，頻度：学習の過程は，時間軸（練習量）に対する成果でみた場合，一般的にシグモイド・カーブ（学習曲線）になる（図3）．すなわち，カーブの立ち上がる前の段階は，目標の同定，言語的情報の獲得に必要な①言語-認知段階であり，その後に，急峻な達成の立ち上がりを示す運動パターンの組織化段階である②運動段階があり，さらに，感覚的分析の自動性を増大させ運動を自動化する③自動化段階が続く．

いずれにせよ，図3からもわかるように行動の変化は練習量に依存し生じるわけであり，スキル獲得のためにはその練習量と頻度が最も重要な因子となる．Kottkeが指摘したエングラムの重要性[2]は，主にこの自動化の段階を達成するためにいかに繰

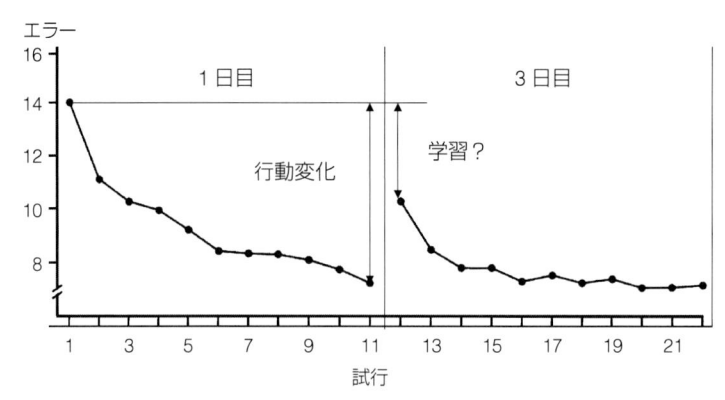

図2 行動変化と学習
的にカーソルを瞬時に合わせる課題の練習過程の概念的グラフ．エラー（的とカーソルの最終距離）は試行（練習）ごとに少なくなり，初日最終試行ではエラーが7近くまで減じているが，2日目を休息し3日目に再開すると11まで増えてしまう．しかし，その後はすぐにエラーが減り，練習効果が持続していて「学習」が行われていたことがわかる．ここで，試行ごとに急激に変化する部分を行動変化と呼ぶのに対し，比較的持続する効果を学習と呼ぶ．学習は直接測れず，行動変化の推移から判断する構成概念である．

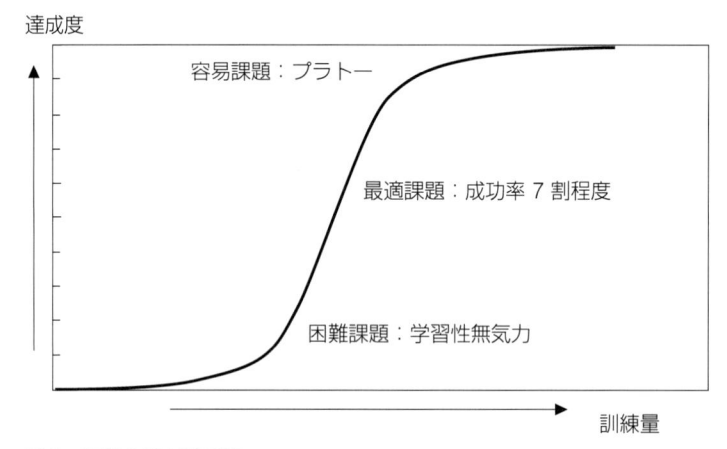

図3 学習曲線と難易度

り返しの練習が必要かを強調したものである．たとえば，1日8時間練習するピアニストでもその技術的成長は30年以上続くとされている．一方，多くの場合，入院中の訓練量で基準課題（後述）が十分自動化されることはない[6]．したがって，実際の臨床においては，訓練量を増やすための工夫が臨界的（critical）といえる．FIT（Full-time Integrated Treatment）プログラムはこの問題の解決のために開発された．

・**難易度**：議論されることは少ないが，臨床的には非常に重要な変数が難易度である．図3に示したように，もし，患者にとって難易度が高すぎる課題を与えると，患者はシグモイド・カーブの左下の「傾きのない部分」を長い間体験することとなり，課題が達成できず，悩み，最後には，やる気を失う．このような状態を「学習性無気力（learned helplessness）」という．一方，課題が易しすぎるとき，いわゆ

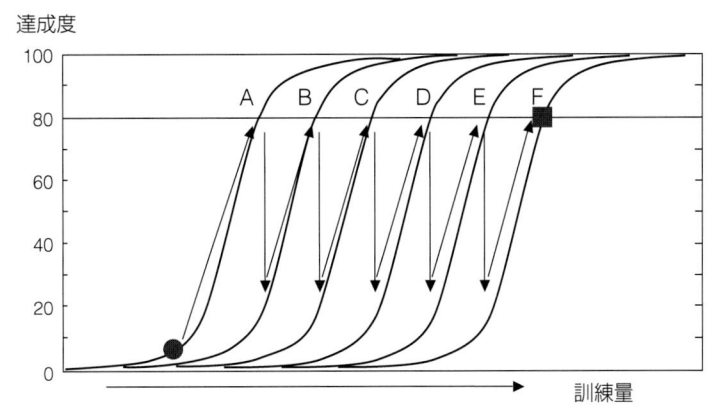

図4 課題難易度と練習過程
練習課題 A の●位置にいる人が目標課題 F の■まで行きたいとき，難易度が異なり転移性が高い課題 B〜E を乗り継いでいくことで，常に最適難易度での練習ができる．

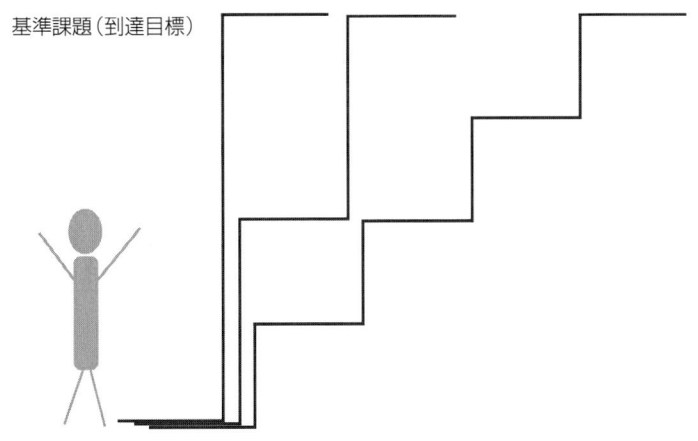

図5 課題難易度のデザイン
課題が難しすぎれば患者は諦めてしまうし，やさしすぎる分割は余計な時間を無駄に費やすこととなる．療法士は，適切な難易度の課題を用意して，最短経路を設計する「訓練のデザイナー」である．

る天井効果「プラトー（plateau）」が生じ，患者にとって進歩が感じられなくなり，無駄に時間を過ごすこととなる．したがって，いかに課題を調整して効果がはっきりとわかる急峻なカーブ部分において訓練をするかが極めて重要になる．つまり，最終目標となる課題（基準課題）への実際の訓練課題の転移性（transfer），すなわち，訓練効果の移行性を考慮しながら，図4に示すように，高いところにある最終目標（基準課題）に到達するためにいかに適切な段階をおくかという方略が必要になる．たとえると，療法士は，適切な難易度の課題を用意して，達成が目に見えるようにしながら課題を乗り継いでいき，基準課題に最短で到達する経路を設計する「訓練のデザイナー」といえる（図5）．課題が難しすぎれば患者は諦めてしまうし，やさしすぎる分割は余計な時間を無駄に費やすこととなる．

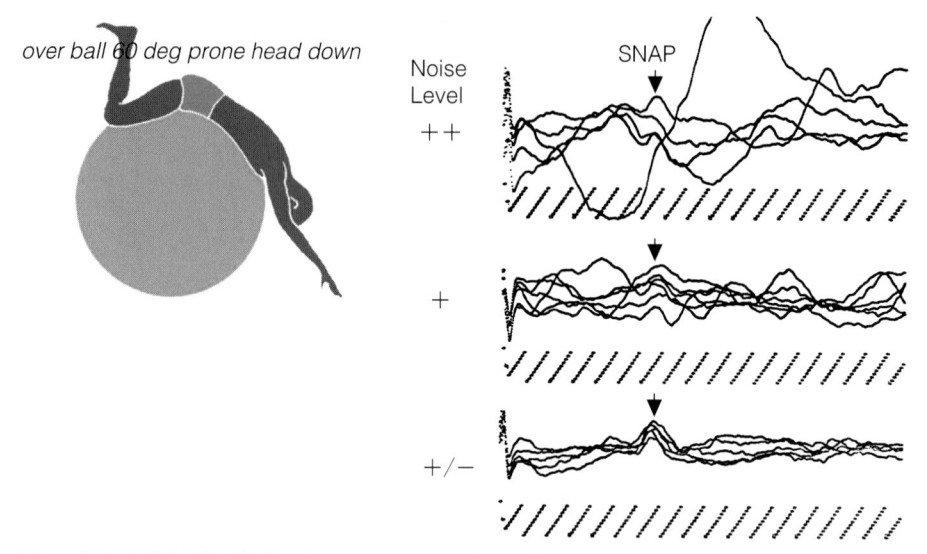

図6 緊張性迷路反射の抑制によるフィードバックの促進
左図は，頭位を変え緊張性迷路反射の影響を最小化することで患児の僅かな随意的な上肢伸展運動を顕在化した上で反復させ，協調性を増すというボール上での訓練手技を示す．右図は，その概念的たとえとして，感覚神経誘発電位記録における背景雑音の意味を示す．すなわち，電気刺激に反応してわずかな誘発電位（矢印）が出現するが，背景雑音が大きいと認識できない（上段）．一方，背景雑音がなくなると明瞭になる（下段）．

　一例として，系列課題を行う際に用いられる部分法（part-task practice）と全体法（whole-task practice）の使い分けがある．系列課題は，部分部分に分けて練習することで課題を容易にすることが可能である．しかし，分けすぎると時間が余計にかかるという欠点がある[1,6]．歩行訓練における装具の使用も，難易度調整法の別のよい例である．歩行は歩行によって訓練するのが最も転移性が高いといえ，その際に装具により運動の自由度を減ずることで，課題の難易度の調整を可能とする[7]．
・**フィードバック**：フィードバックは運動学習における感覚情報の中心であり，フィードバックなしに学習は成立しない[1]．運動の結果を知って初めて意味を持った影響を受けることになる．したがって，いかにフィードバックをかけるかが大切になる．たとえば，姿勢反射の影響が著明な脳性麻痺児における緊張性迷路反射の抑制手技は，フィードバックという視点からよく理解できる（**図6**）．
　フィードバックには，自らの視覚や固有感覚などを介した内在的フィードバックと指示や筋電図などで外部から与える外在的フィードバックとがある．また，外在的フィードバックでは，結果の知識（KR：knowledge of result）とパフォーマンスの知識（KP：knowledge of performance）とが重要である．KRは課題の成功についての情報であり，KPは運動パターンについての情報である[1]．
　外在的フィードバックの与え方が運動学習に大きな影響を与える．フィードバックには，①動機づけ，強化因子，②情報の統合，エラーの検出，修正の基準，③依存性，という機能・特徴がある．特にフィードバックの持つ依存性により，与えすぎると学習を阻害するという現象が生じる（定着・保持の項参照）．したがって，フィー

ドバックの使い方では，低頻度，漸減的，帯域的，遅延的な与え方が重要となる．

リハビリ領域でしばしば用いられる筋電図バイオフィードバック療法について触れておく．Wolfは，教科書の中でバイオフィードバック療法の「遅延でなく同時的，低頻度でなく高頻度，運動パターンでなく筋特異的」という特徴を挙げ，運動学習理論と一線を画している[8]．しかし，その内容と実際の経過に関する彼の記載をみると，訓練の進行に従って漸減していくことが明確に示されており矛盾するとはいえない．われわれは，筋電図バイオフィードバック療法を運動学習の重要な一側面であるフィードバックを強調した戦術の1つと考えている．

3）定着・保持（fixation/retention）

練習によって得られた行動の変化は定着・保持される必要がある．すなわち，長期的な変化が学習である．そこで，行動（パフォーマンス）の変化と学習とは区別しておく（performance-learning distinction）[1]．

学習と行動変化の乖離を示す状況があった際，重要な要因は，①練習法の違い，②フィードバックの影響，③疲労の影響である．

①練習法では，ブロック練習（blocked practice）とランダム練習（random practice）の差，一定練習（constant practice）と多様練習（varied practice）の差の理解が必要である[1]．例示すれば，歩行，階段，運搬という3課題を行う際，ブロック練習とは，まず，歩行ばかりを続けて行い，その後に階段，そして運搬というように，同一課題を続けて行う練習法である．一方，ランダム練習とは，歩行，階段，運搬，階段，歩行，というように課題をバラバラに混ぜて行う練習法である．また，ある課題を行う際の変数の扱い方で，試行ごとに変数を変える場合を多様練習という．つまり，歩行でいえば歩行速度を毎回変えるような練習方法である．それに対し，一定の歩行速度で練習する方法は一定練習という．一般に，ブロック練習や一定練習では行動の変化が急速に現れやすい一方，保持はしにくい．逆にランダム練習や多様練習では行動の変化はゆっくりだが，保持されやすく，また，応用的課題への転移性が高い[1]．これは，ランダム練習や多様練習では，課題遂行における感覚-知覚，意志決定の過程が十分練習されるためと考えられている．このような視点からみると「単なる繰り返し」によるエングラムの形成という概念には注意を要することがわかる．たとえて表現すれば，定着を重視した訓練では「繰り返しのない繰り返し」が必要となる．

ただし，「だからランダム練習や多様練習をすればよい」というわけではない．実際にはそれぞれの特性を使い分けることが賢明である．すなわち，訓練初期段階では，ともかく課題が達成できることを実際に示すためブロック練習や一定練習を中心に行い，早い時期に課題遂行可能にし，患者にやるべきことができることを実感してもらう．その後，保持や転移を高めるため，ランダム練習や多様練習を加えていくのである．

②フィードバックは与えすぎると行動の変化と乖離して保持を損なう．その理由

表3　carry-over problem

- 課題難易度1：学習曲線，環境の差
- 課題難易度2：訓練量・頻度
- ブロック/ランダム練習
- 一様/多様練習
- フィードバック様式

として，外在性フィードバックの存在が内在性フィードバックの発展を抑制する機序が想定されている[1]．

③疲労は行動に強く影響を与えるが，学習，すなわちその獲得と保持への影響は少ない．したがって，練習の間に休みを入れない集中練習（massed practice）のほうが休息を入れる分散練習（distributed practice）より練習期間（練習実時間ではなく）当たりの学習達成度は高くなる．ただし，疲労は行動に強く影響を与えるため，危険が伴うような課題や過用による機能障害の発生には十分注意が必要である．

定着・保持に関連した事象として，しばしば，療法士が取り上げる話題にキャリーオーバー（carry-over）の問題がある．すなわち，訓練の効果が翌日には元に戻ってなくなってしまうという現象に直面して「患者の学習能力が低い」と考える問題である．これに対し，運動学習から考えると表3のような要素の検討が必要になる．まず，この問題が発生する場面は，学習曲線から考えると最も立ち上がりの急峻な時期にあると考えられる．この時期には少しの環境変化あるいはわずかな忘却でも達成率の大きな変化が容易に生じる．つまり，キャリーオーバー問題が発生する時期はその課題の学習曲線で最も臨界的局面にあり，むしろ，最も訓練しがいがある時期と考えてよい．さらに，その際，訓練量・頻度はどうであったかを考える必要がある．この時期には日祭日で訓練がなければ容易に後戻りしてしまうことが曲線から理解できる．「積み重ねが起こらない」とき，まず考えるべきはこの曲線と訓練量・頻度についてである．次に，ブロック/ランダム練習，一様/多様練習の使い分けが適切かどうかを検討する．また，フィードバックの与え方が，低頻度，漸減的，帯域的，遅延的という性格を持っているかどうかを調べる．このように考えるとキャリーオーバー問題場面は極めて面白い臨床過程であると理解できる．

4）転移と一般化（transfer and generalization）

運動学習，すなわち，スキルの学習は原則として課題特異的である．ピアノを練習してもテニスは上手くならない．この点で，「必要な課題そのものを練習する」という方法が中心になる．その際，最終目標となる課題を基準課題という．たとえば屋内自立を目指す患者では，その歩行練習は，「退院後に自宅の屋内で歩行する」という課題が基準課題となる．

練習課題の成果は基準課題に現れる必要があり，この発現を転移（transfer）という．したがって，練習課題は基準課題への転移性を考慮して類似したものを用いて行

表4 訓練と装具
・自由度問題の解決：課題難易度の調整
・歩行訓練を可能にする：課題の転移性あり
・介助と補助の違い：課題の転移性の比較
・道具使用練習：基準課題への転移性考慮

う必要がある（類似性転移）．一方，ある練習が，類似性に関係なく多くの運動性能を向上させるような場合（一般性能向上）を異質性転移というが，このような現象はあまり期待できない．

転移性を考えるときに重要な要素は，①スキルの種類，②運動の類似性である．また，実際の臨床的問題として③装具の使用について触れておきたい．

①スキルの分類は，転移性を考える際に役立つ．開放スキル課題を閉鎖スキル課題で練習するなど，異なる類型に属するスキル間の転移性は概して低い．また，分離スキル課題をさらに分解することはできないが，系列スキルは分けて練習することができる．つまり，系列スキルにおいては，部分法練習により獲得された学習は系列スキル全体に転移する．一方，スイングなど分離スキル課題において，その運動をさらに細かく分けて練習することは一般に無意味とされている．

②運動プログラムの類似性が高い課題ほどその転移性は高い．たとえば，遅い速度での歩行練習でも速い速度の歩行に効果が転移する．この運動の類似性を見る指標として，一般運動プログラム（generalized motor program）という考え方が有用である[1]．一般運動プログラムによれば，運動課題は，運動時間，運動の大きさ，使われる肢，という変数（variant factors）と相対タイミング（relative timing）という不変性特徴（invariant feature）からなる．この相対タイミングが類似している課題の転移性は高いと考えてよい．逆にそれが異なる場合，低くなる．たとえば，三動作歩行訓練は二動作歩行への転移性が低いことになる．

③装具の使用（**表4**）は運動の自由度問題の解決を通して難易度調整に有用であり，装具を使用することで歩行訓練が可能になることを先に述べたが，さらに最終的に装具歩行が基準課題となる場合には，「道具（装具）はそれを練習して初めて上手く使用できる（基準課題への転移性）」という観点からも早期から使用すべきである．また，最終的に装具なしの自立歩行を目指す場合にも，装具は患者自身が自分でコントロールする必要性が大きく，療法士による介助と比較して，その練習の転移性が低いとはいえない[7]．

4. まとめ

スキルの学習（運動学習）を整理し，概観した．学習という観点は，医療の世界でなじみの少ない概念であるが，リハビリ医学・医療では中心的観点である．ただし，

実際に運動学習的観点からリハビリ医療のデータを検討した研究は少なく，今後，その集積と検証が求められている．

　リハビリ的介入はシステムとして考える必要があり，多くの場合，その到達目標は正常化ではなく，機能予後により立てられるべきである．

　システムとしての治療であるリハビリ医療における運動学習を考えたとき，そのプログラムは多層的に考える必要がある．そこでは，考え方において戦略（strategy）と戦術（tactics）の区別が必要になる．たとえば，囲碁の中で，大局観と手筋という考え方がある．戦略は大局観に当たり，戦術は手筋に当たる．局所的に見れば正しい手筋でも，実際の対局に当たっては大局観から別の手を選ぶことがある．このように見たとき，バイオフィードバック療法は，戦術であって戦略ではない．同様に促通法（facilitation technique）などと呼ばれる一連の手技自体も戦術に当たる．したがって，筆者らは，帰結予測をもとに基準課題を設定した上で，運動学習的観点を駆使して大局観である戦略を作成し，その中で促通法などの様々な戦術を使用するのが妥当な対応法と考えている．

　本稿は，『巧緻性・協調性訓練』（リハビリテーション MOOK 5：30-37，金原出版，東京，2002）をもとに再考したものである．協力頂いた金田嘉清先生，寺西利生先生，水野元実先生に感謝する．

（才藤栄一）

● 文献

1) Schmidt RA, Wrisberg CA: Motor Learning and Performance. 2nd ed., Human Kinetics, Champaign, IL, 2000
2) Kottke FJ: Therapeutic exercise to develop neuromuscular coordination. In: Kottke FJ, Lehmann JF (eds): Kruzen's Handbook of Physical Medicine & Rehabilitation. 4th ed, WB Saunders, Philadelphia, pp 234-269, 1990
3) 才藤栄一, 永井将太：理学療法士への期待―その accountability. 愛知県理学療法士会誌 13：1-6, 2001
4) Latash ML, Nicholas JJ: Motor control research in rehabilitation medicine. Disabil Rehabil 18：293-299, 1996
5) 才藤栄一, 渡辺俊之, 保坂　隆（編）：リハビリテーション医療心理学キーワード. 文光堂（エヌ & エヌパブリッシング），東京, 1995
6) Nicholson DE: Motor learning. In: Fredericks CM, Saladin LK (eds): Pathophysiology of the Motor Systems. FA Davis, Philadelphia, pp 452-479, 1996
7) 才藤栄一：装具療法. 江原義弘, 大橋正洋, 窪田俊夫（編）：歩行関連障害のリハビリテーションプログラム入門. 医歯薬出版, 東京, pp 109-116, 1999
8) Wolf S: Biofeedback. In: Downey JA, Myers SJ, Gonzalez EG, et al (eds): Physiological Basis of Rehabilitation Medicine. 2nd ed., Butterworth-Heinemann, Boston, pp 563-572, 1994

10

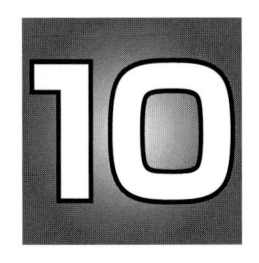

リハビリテーション心理エッセンス
──動機づけの心理学──

◆要約

患者のリハビリテーションへの能動的参加は「自然」に達成されるものではなく，むしろ，医療者が意識してタイミングよく動機づけに介入して初めて達成される．その意味で，医療者は動機づけの構造について十分理解し，動機づけをデザインする必要がある．そのために精神力動論，強化理論，役割理論，認知心理学，神経心理学などの心理学的観点が役立つ．

1. リハビリテーション医療における心理学的知恵の利用

　リハビリテーション（以下，リハビリ）医療における治療の本質は，患者の運動・認知学習を促す教育である．つまり，治療者が主体となって投薬や手術を施すという従来型医療と違い，リハビリ医療では「患者自身の能動的な行動認知変化（学習）」に対する援助が最大の治療過程となる．たとえば片麻痺患者の歩行訓練は，使いにくくなった片側の下肢と残っているもう一側の健常な下肢のそれぞれの「新しい使い方」を習うことが中心となる．これは，健常者が自転車の乗り方を習ったりテニスを習ったりすることと同じことである．

　この時，重要なことは何か．もちろん，患者のやる気，理解力，運動機能などが大切な要素になり，さらに加えて「教師」である治療者の「指導技術を含めた対人関係技術」が大きなポイントとなる．教え方の上手下手で，患者の進歩の程度はもちろん達成度まで変えてしまう．実際，病棟における看護師の指導力の差で患者の ADL〔activities of daily living；日常生活活動（動作）〕の進歩程度が異なることをしばしば経験する．この際の指導力とは，「人ののせ方のうまさ」とも通じるし，「心をわかってあげられる力」ということでもある．この治療者の「指導技術を含めた対人関係技術」は，どのようにして得られるものだろうか．生まれつきのものだろうか．あるいは経験によるものだろうか．この２つも重要な因子ではあるが，その技術は，心を

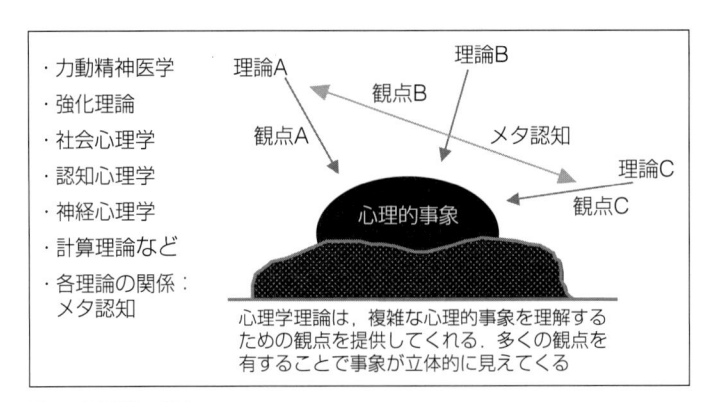

```
┌─────────────────────────────────────────────┐
│ ・力動精神医学    理論A    理論B             │
│ ・強化理論          ＼  観点B               │
│ ・社会心理学    観点A ＼    ＼ メタ認知     │
│ ・認知心理学          ＼    ＼              │
│ ・神経心理学           ▼     ＼理論C       │
│ ・計算理論など      ╭─────╮ 観点C         │
│ ・各理論の関係：    │心理的│                │
│   メタ認知         │事象  │                │
│                 ███╰─────╯███              │
│               ┌──────────────────┐         │
│               │心理学理論は，複雑な心理的事象を理解する│
│               │ための観点を提供してくれる．多くの観点を│
│               │有することで事象が立体的に見えてくる│
│               └──────────────────┘         │
└─────────────────────────────────────────────┘
```

図1 心理学の観点

理解するための知識と考察なしに得られるものではない．そのために役立つのが心理学的考え方である．

ここで，「心理学はうさんくさい」という人たちがいるのも承知している．確かに人間の心は，実体が見えず複雑な現象で，また個人差も大きい．しかし，フロイトの無意識の発見から認知心理学による視覚機能の解明まで，心理学の諸理論が多くの「心の実体」理解に役立っているのも事実である．たとえば，「錯視」という現象をとらえる認知心理学が，事象の説明から予測・予言まで可能であったことを承知だと思う．われわれが他の諸科学を信奉するように心理学は信奉するに値する科学である．ただし現時点では変数が多く，「唯一の答」というように，すべてを説明しきれる1つの理論があるわけではない．そこで，「ある説ではこうこうで，もう1つの説ではこうこうだ」というように，一見食い違いがある，また都合のよいようにいくらでも解釈のしようがある，と映りがちである．しかし，実際は，ある理論は「一方向からの視点」と考えればよい[1]（図1）．すなわち，ある理論は，多数存在する重要な変数のうち，あるものに重きを置いており，また別の理論は他の重要な変数に重きを置いている．これは，「見る角度（図1では観点と記載）が異なる幾つかの考え方」と理解できる．これらの観点により複雑で立体的な「現実」に対する整理された情報を得ることができる．そして，これらの観点同士の関係を知ることができればさらに現実を理解しやすくなる．この観点同士の関係の認識を「メタ認知」という．また，心理学は通常の科学と同様な実験系，そしてその解釈法を持っている．客観性の公準，反駁可能性など，議論可能な形でその体系が創られている．

いずれにせよ，心の問題という非常に複雑な事象を，たかだか数十年の単発的な個人的経験や勘だけで頼りなく独断的に眺めるより，伝承可能な形で多くの人により整理・統合された知恵を活用するほうがよいに違いない．われわれは，心理学の研究者ではなく消費者として諸説を知り，心という複雑な現象を多面的に理解する助けとして利用していく必要がある．

リハビリの臨床における心理学的知恵の利用には，①患者心理の理解，②自己の理解，③対人関係技術，④行動と学習の理解，⑤リハーサルという側面がある（表

表1 心理学的知恵の利用

- 患者行動の理解：患者心理の理解
- 自分の傾向を知る：自己コントロール
- かかわり方：対人関係技術
- 暮らし方：行動と学習
- リハーサル：医療心理学アイテム

表2 リハビリテーション医療における心理学的アイテム

・障害受容	・情動障害	・転移と逆転移
・抑うつ	・高次脳機能障害	・hospitalism
・否認	・心理検査	・援助行動
・動機づけ	・精神発達障害	・チーム医療/規範組織
・運動学習	・痴呆	・依頼/処方
・認知学習	・疾病利得	・問題患者
・慢性疼痛	・患者役割	
・自殺	・介護者/家族	

1). リハーサルとしての医療心理学アイテムとしては表2のような項目が挙げられるが、ここでは「やる気＝動機づけ」の問題に限って項を進める．

2. 動機づけ

　動機づけ（motivation）について考えてみたい．動機づけとは、「行動を始発させ、方向づけし、持続的に推進する心的過程・機能」を意味する心理的要素である．訓練（exercise）とその他の一般的治療との大きな違いに、「患者の能動性」への要求がある．薬物治療や外科治療においては患者は文字通り「耐える人（patient）」であればよい．つまり、苦い薬、痛い注射、辛い手術を我慢して受けてくれればよいのである．しかし、耐えるだけでは訓練効果は上がらない．訓練では患者はその過程に「主体者（prime-mover）」として参加する必要がある．したがって、そのためには十分な動機づけが必要となる．

　けれども、リハビリ医療における患者参加には大きな困難性が伴う（表3）．すなわち、課題の低価値性や患者の悪条件などが能動的参加を妨げる．課題の低価値性とは、達成すべき課題は、病前には気にしなくてもできた平易なことであり、かつ、そのままそのものができるようになるのではなく、「杖と装具を使用した歩行」というように健康な人から見たとき機能的に劣った課題であるという問題を意味する．また患者は、高齢であったり知的障害を伴ったり学習への積極的な主体者として困難性がある．治療者側の因子としては、スポーツのコーチなどと違い「治療者はうまい（skillful）患者ではない」ことが、治療者が患者に適切な指導をすること、患者が治療者を信頼すること、を難しいものにしている．特に、治療者、自分が経験した過程を患者に教えるのではない点で共感的観点がつくりにくい、スキル学習の「身体で覚

表3 リハビリテーション場面の動機づけ困難性

- 課題の低価値性1：達成すべきは以前は簡単だった課題
- 課題の低価値性2：達成すべきは以前より劣った課題
- 患者の悪条件：高年齢や知的障害
- 治療者の要因：「治療者はうまい（skillful）患者ではない」

表4 動機づけに関連した心理学的観点

観点	概念
精神力動論	障害受容過程（否認，取り引きなど） 欲求の階層の重要性
強化理論	動因論（動因・誘因・習慣・学習など） 内的・外的強化因子（訓練士因子など）
役割理論	学習者役割（病棟/訓練室など）
帰属理論	原因帰属（学習された無気力など）
認知心理学	アフォーダンス（病室のベッドなど）
神経心理学	意識障害，前頭前野機能障害，抑うつ

表中の観点の分類には多くの異論がある。ここでは，筆者の限界と読者への便宜のため，大胆に整理した．例については本文を参照されたい．

える（手続き記憶）」という要素が感じにくいなどの困難性を認識しておく必要がある．

したがって，患者のリハビリへの能動的参加は「自然」に達成されるものではなく，むしろ治療者が意識してタイミングよく患者の動機づけに介入して，初めて達成されるものである．その意味で，訓練は単なる患者の"active"な過程ではなく，治療者の介入により誘導されたり（induced active），指導されたり（guided active），余儀なくされたり（obliged active）して達成される危うい能動的過程である．つまり，治療者は患者が訓練への参加をためらうのをみて，すぐに「この患者はやる気がない」などと短絡的に考えるのではなく，動機づけの構造について十分理解し，動機づけをデザインして対処する必要がある．

動機づけに関連する幾つかの心理学的観点を**表4**に示した．心理学的観点は，複雑な「心」という事象を立体的に眺める足場を与えてくれる知恵である．この観点を複数持ち，観点間の関係性を理解すること（メタ認知）で，心理学的課題への対処が洗練されるだろう[2]．

3. 精神力動論（psychodynamics）

精神力動論は，患者の自我機能が現状にどの程度適応できているかという見方を与えてくれる．自分の命，身体機能，大事な人，重要な仕事など，自分の大切なものを失ったとき生じる心理過程を対象喪失に伴う受容過程（喪の仕事：mourning work）という．受容過程では，自我が立ち直るための様々な機制が現れ，否認，抑

うつなど訓練への積極的参加に不利な心理状況が生じやすい．「足は元通りになるから歩行練習は必要がない」と治療者を困らせる患者がいる（否認機制）．彼らは自分の希望を否定するようなことを受け入れない．この否認は自我が現実に圧倒されないため避難している状態であり，自我を保護する機能であることを考えると，無理やり現実に引きずり出してもよいことはない．患者の否認に伴う頑固で理解の悪い非合理性はある程度，自然なことである．「辛いですね，足が動くようになると期待しているのですね，これから一緒に今後のプランを考えていきましょう」という共感的な態度，傾聴の技法を使いながら患者の自我をサポートしつつ，介入計画を立てる必要がある．一方，受容過程で「取り引き」状態にある患者は，治療者に従順でとても熱心に訓練に取り組む．しかし，実は現状を受け入れているわけでなく，患者は「自分の今までの非を悔い改めるから元通りにして欲しいと運命に取り引きを希望して祈っている」心理状況にある．したがって，その願いが決して達成されないことを悟ると態度が急転し，治療者に攻撃的になったり，悲嘆にくれたりするので，油断は禁物である．

　受容過程の様々な反応はそれ自身，自然であり，病的とはいえない．実際の訓練過程に大きな支障をきたさない限り，治療者は右往左往することなく丁寧に対処すればよいだろう．患者の行動に反応して治療者が動いてしまうと患者が自分の心理的位置を見失うことにもなる．幸い多くの場合，リハビリにおける機能回復過程自身が患者の自我の強い味方になる．実際，歩行が自立したとたん，前向きに生きる力を取り戻す患者にはよく遭遇する．心理的問題に配慮しながらも身体機能への介入を並行して行う工夫が求められる．

　欲求の強さに階層性があることも知っていてよい．たとえば，疼痛などの身体的苦痛は，自己実現などより高次の欲求を簡単にしぼませてしまう．

4. 強化理論（reinforcement theory）

　行動理論を含む強化理論は，行動を発動させる動機づけについていろいろなことを教えてくれる．

　動因論は，動機づけ＝動因×誘因×学習と図式化している．動因は本能，欲望といった生来的なものである．しかし，動因だけでは動機づけの方向は定まらない．誘因は目的対象であり，動機づけを定位させる機能を持つ．さらに，その達成方法の学習が動機づけを定着させる．たとえば，「茶の間のおやつをつまみ食いする子供」は，つまみ食いという行動の動機づけを，空腹という動因，おやつという誘因，そして茶の間への忍び足の成功という学習から獲得する．つまみ食い（動機づけ）＝空腹（動因）×おやつ（誘因）×茶の間への忍び足の成功（学習）である．ここで誘因は，「おいしそうなおやつはお腹があまりすいていなくてもつまみ食いしたくなる」ため大切である．誘因は強化因子とも呼ばれる．「忍び足が成功し一度慣れ覚えてしまえばし

表5 訓練時期による動機づけの変化

- 訓練初期：外的因子：療法士による動機づけ
- 訓練後期：内的因子：課題そのものによる動機づけ

ょっちゅうつまみ食いの道へ走ってしまう」わけで，学習の成功は次回の行動発現を促進する（オペラント条件づけ）．

　片麻痺となり歩くことができず，座位訓練を始めようとしている患者がいる．彼が初めて訓練室にきた時，その動機づけ（＝やる気）はどうなっているだろうか．彼の希望は，恐らく「健側，体幹の筋力増強をして，患側の筋再教育を受けて支持性を増し，そして杖・短下肢装具で歩けること」というものではなく，漠然と「歩けるようになりたい」といったところだろう．つまり，彼は自由に動きまわりたい生理的欲求＝動因はあっても，その誘因（杖・装具歩行）やその学習（歩行に至るための諸訓練）についてはほとんど理解していない．それゆえ訓練に関する高い動機づけは望めないのである．われわれは日常の医療のなかで諸訓練を当然のことと思っているが，素人である患者には理解不能なことがほとんどである．訓練の意味，見通しの十分な説明が必要になる．

　誘因の制御は重要になり，強化理論（行動理論）的考え方が有用になる．強化理論では「行動は付随事象に敏感である」という法則を重要視する．誘因は強化因子と呼ばれる．行動そのものから得られる達成感，楽しみを内的強化因子といい，賞賛や報酬など，課題そのものの外部にあり行動に伴って得られるものを外的強化因子という．絵が好きで絵を描く人にとって，絵を描くことは内的強化因子であり，絵を売って収入があるため絵を描こうと思う場合，収入が絵を描くことの外的強化因子となる．「日常の活動で高頻度に見られる行動は正の強化因子となる」というプレマック（Premack）の法則は，外的強化因子を見つけるのに有用である．

　医療の場面では多くの場合，人間的接触，具体的には「治療者が患者に十分な興味と受け入れる姿勢を持っていること」を示すことが強い正の外的強化因子となる．課題導入時には，課題は達成できないため課題そのものから内的強化を得ることは困難であり，療法士-患者関係を利用した賞賛や関心などの外的強化因子に十分な配慮を払う必要がある．課題が達成可能になってきたら，内的強化因子として課題遂行結果の適切なフィードバックが重要になる（**表5**）．

　先の訓練患者の例に戻ろう．座位訓練自体は歩くことと同一ではなく誘因性が低い．この時，患者に対する治療者の人間的接触を利用して，ともかく行動を起こさせるようにするのである．患者が，治療者を信頼でき，かつ自分のことを真剣に温かく考えてくれていると感じるようになると，その人からの人間的接触は強い外的強化因子となる．訓練内容自体に多少の不満があっても，この強化因子と組み合わされて提供された課題には取り組むようになる．そして，座位がとれるようになり，平行棒内で歩けるようになると今度は歩くということ自体に興味を示すようになる（内的強化因子への移行）．

表6 役割理論的理解

- 特定の事態において期待される行動様式セット
- 長い社会化の過程を経て共有した観念
- 超自我，良心の一部，高価値で強い感情を伴う
- 暗黙の「役割」：
  - 自動的・無意識的要素が大
  - 訂正・変更が困難
- 1人の人が多くの役割を持つ
- 役割葛藤：役割同士の衝突

5. 役割理論（role theory）

「できるADLとしているADLの乖離」という問題がしばしば取り上げられる．訓練室ではできる活動を病棟ではしていないという現象で，しばしば患者は，訓練室では頑張るのに病棟では何故やらないのか，看護師さんにまかせっきりだ，と非難される．訓練室ではとてもやる気のある患者の「動機づけ」が，病棟に戻ったとたんどこかにいってしまうことが主要因と考えられる．役割理論は，このような現象をうまく説明し，また解決の糸口も教えてくれる（**表6**）．

「役割」は，ある人々が特定の事態においてなすべきと期待されている行動様式のセットである．このなすべき行動様式は「規範」と呼ばれる．規範はわれわれが生まれて以来，教育などを通じた長い社会化の過程を経て共有するようになる観念である．いわゆる超自我，良心というものの一部にあたる．役割の特徴としては，1人の人が多くの役割を持つということがある．私は男であり，成人であり，夫であり，父親であり，医者であり，教授である．また，この文章を書いているという点では筆者でもある．他にも日本国民，愛知県民など限りなく役割がある．

このように多くの役割を持つので，役割同士の衝突が生じる．たとえば，私がこの原稿を書いているとき隣で娘が遊んでくれとせがんでいる．今日は日曜日でもあり父親の役割としてはぜひ遊んであげたいし遊んであげるべきである．しかし，原稿の締切はとっくに過ぎている．これを役割葛藤という．

また，別のタイプの役割葛藤もある．役割関係はペアになっている場合が多く，これを相補的役割という．患者と治療者，学生と先生，夫と妻，父と娘などである．この間の葛藤も多い．たとえば，学生は従順で勤勉であるべきだと思う教師と，自由が重要であると考える学生が，互いの役割期待が違うため衝突する．もちろん同一役割者の間で，あるべき役割像が違ってぶつかることもある．さらに自分の性格とどうしても合わない役割を担ってしまって悩むこともある．

以上のような葛藤（衝突）は，役割が超自我の一部であるという点で深刻な事態を招くことがある．超自我は別名良心ともいうように，その個人にとって高い価値を有し，強い感情を伴う．また，自動的，無意識的要素が大きい．このような特徴は，日

患者役割
[治療者役割]

学習者役割
[療法士役割]

障害者役割
[介助者役割]

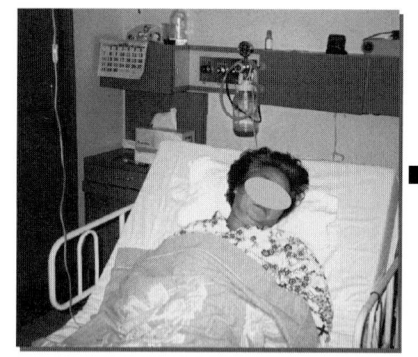

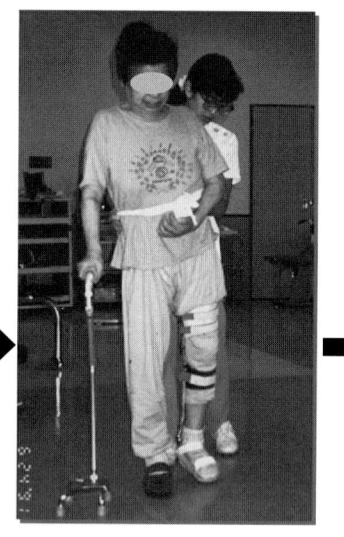

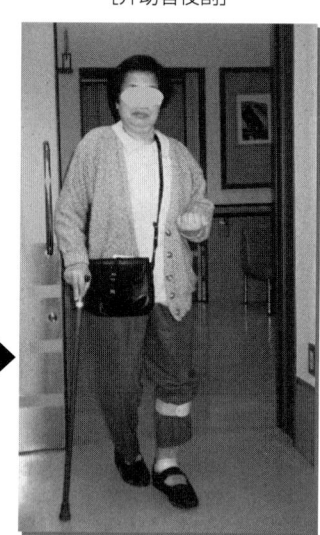

図2　リハビリテーション場面における役割の変遷

表7　患者役割（規範）の変化

患者役割	→	学習者役割	→	障害者役割
1. 正常役割免除		限局化		限定的役割免除
2. 自己回復免除		能動化		自立化義務
3. 転出希望義務		喪の仕事		受容義務
4. 受動的協力義務		能動化		相互協力義務
治療者役割	→	療法士役割	→	介助者役割

常社会において役割の遂行の安定性と効率を保証するものである一方，その訂正や変更に困難を伴う．

　リハビリ医療の対象者は，患者と呼ばれたり，障害者と呼ばれたりする（図2）．そう呼んだとき，その相補的役割者であるわれわれ医療者は，彼らに何を期待しているのだろうか．患者と障害者には全く相反する役割期待が存在するのである．

　パーソンズは，患者役割を検討した結果，**表7**の左に挙げたような4つの特徴が認められたとしている．つまり，患者の役割とは，本来，一時的で本人にとって好ましくなく他者の援助を必要とするものである．この役割は急性疾患や急性期の患者によく当てはまる．まず，病気は本人のせいでなったわけではなく，ましてや希望してなったものでもないから，その責任は問われないし，また，今までの通常の役割も一時的に放棄してよいという権利がある（正常役割免除）．また本来，自分のコントロール外の現象であるため，治らないことについて非難はされない（自己回復免除）．一方，患者は治りたいと希望すべきであり（転出希望義務），そのために治療技術を有するものに従順に従わなければならない（受動的協力義務）という義務を有する．と

ころが，障害者は全く逆の役割を担うことになる．つまり，障害者は能動的な社会的役割をできる限り担って生活することを期待される．そのため，免除される役割は，本当にできないことのみに限定され（役割の限定的免除），障害がある状態でも可能な限り能動的にその能力を発揮しなければならない（自立化義務）．また，患者の「治りたいという希望」は当然であるのに対し，障害者では問題になる．障害者はその障害を受け入れることを期待されるのだ（障害受容義務）．また，医療者に対する協力は，おとなしく言われるがままに注射を受けるという受動的協力から，自分のことを自分で決めていく過程で援助を受けるという態度が期待される（相互協力義務）（表7）．

役割理論から眺めたリハビリ医療場面は，図2や表7に示したようにまさに患者役割から障害者役割へとその役割を変換させる時期であり，さらにその役割変換は自然に起こるのではなく運動学習など困難な学習をしながら体得していく学習者役割過程なのである．実際には，1人の患者にこの3つの相反する役割が存在することになり，必然的に役割葛藤が生じやすい状態といえる．

「できるADLとしているADLの乖離」の問題に戻ろう．患者は，こう考えているのかもしれない．「訓練室では障害者になるための学習者だけれども，病棟では患者だ」と．これに対し，「リハビリ病棟は訓練の場である」と非難することは簡単である．でも自らを振り返る必要がある．病棟では，「検温だ，点滴だ」と患者義務である受動的協力を当然としている場合が多い．また，病棟生活では，集団生活遂行のためとはいえ，お仕着せの受動的生活規則が自発性より重んじられていることも確かである．だいたい，看護師も医師も急性期の病棟と同じ格好をして同じように振る舞っている．この相補的役割者の振る舞いが役割者に大きな影響を与えるのは当然である．また，病棟では実際に合併症の治療など患者としての扱いが重要になっている場合も多い．このように，病棟で患者がその役割を障害者役割に転換していく過程は複雑で諸条件により異なり，単純な図式ではありえないのである．したがって，深く考えず「リハビリ患者はこうあるべきだ」という役割期待は，「素人の軽率な態度」といえる．

医療は，利他的行為によって支えられており，多くの医療者はそれを誇りにしている．これは尊いことであるが，役割の「無意識の罠」にはまりやすいことでもある．役割関係がうまくいかないと葛藤を生じ，葛藤は強い陰性の感情を産みだす．ところが医療者の場合，患者に陰性感情を向けること（陰性逆転移）には大きな罪悪感を伴うのでその感情は意識下にしまいこまれてしまう．そうなると何が問題かわからないがともかく患者とギクシャクするといった状態になる．また，その感情を患者に投影して「問題患者」とみなすようにさえなる．

では，どうしたらよいか．まず，役割の持つ無意識性に注意することである（表8）．無意識ゆえに効率的ではあるが，複雑な物事の解決に際しては問題をもたらすのが役割であるということを自覚することが第一歩である．そして，存在する役割期待を整理し，合理性に欠ける役割を停止する．その時，必ず他の役割との関係，相補的

表8 役割理論が教えてくれるもの

- まず，役割の持つ無意識性，強い情動性に注意する．無意識ゆえに効率的ではあるが，複雑な物事の解決に際しては矛盾と問題をもたらすのが役割であるということを自覚する．
- 存在する役割期待を整理し，非合理的役割を停止する．その際，必ず他の役割との関係や相補的役割との関係にも配慮を払い，明確化する．

役割との関係にも配慮を払うことである．

「できるADLとしているADLの乖離」については，3つの役割が混合している場面ではある程度やむをえない現象であると割り切るとともに，病棟での治療者-患者関係の総合的見直しが必要になる．自立を求めるなら，患者役割（治療者役割）は意識しながら減らす必要がある．さらに，役割状況を単純にする工夫も大切になる．病棟と訓練室が別々になるから，患者と障害者という旧来からある2つの役割が対立しやすい．病棟と訓練室を一緒にして1つの新しい「学習者役割」をつくってしまえば，患者にとってもその相補的役割者である治療者にとっても混乱が少ない．また，「新しい役割」は，意識しなければ始められないので，「無意識の罠」にはまりにくいという利点もある．もちろんそれでも，「古い役割」については意識化した上で整理する仕事が必要である．

6. 帰属理論（attribution theory）

動機づけをみる際，帰属理論の考え方が役立つ．帰属理論は，「常識心理学（common-sense psychology）」に関する，つまり，「社会的事象に関して人が抱く知覚・解釈・理解」についての心理学である．日常の出来事に因果関係を見いださずにはいられないわれわれが「成功したり失敗したときその原因をいかに求めるか」を考える観点である．われわれは普段，成否の原因を，能力，努力，困難度，運という4つの要因に帰属させて説明し，納得しやすい．そして，失敗の原因が能力や困難度にあると考える場合，その課題を乗り越えることを止めてしまいがちである．このような状態を「学習された無気力（learned helplessness）」という．

リハビリの場面では，この問題回避のため，患者の能力を鋭敏に評価してそれに合わせた難易度の課題を設定すること，そして，達成度の適切な視覚化によるフィードバックなどが大切になる．課題難易度では，人は7～8割うまくいく課題を好むとされている．

7. 認知心理学（cognitive psychology）

　1つのまとまった理論があるわけではないが，見る，聞く，話す，覚える，考えるなどの知的機能に関する心理学分野を認知心理学（cognitive psychology）という．

　知覚心理学である生態学的認識論のアフォーダンス（affordance）という観点は，環境までを治療構造に組み込むリハビリ医療にとって重要な概念である．ここでは，情報はすでに環境の中に存在していて，環境は認識主体にそれを与えてくれると考える．たとえば，ドアのノブはそれ自体，「自然」に人が握って回すように人に情報を与えているので，人がその場に立つとノブを押し上げたり下げたりはせずに，握って回すのだと考える．このような事態を「ドアのノブは人が握って回すことをアフォードする」という．すなわち，道具に「その目的機能をアフォードする情報」を組み込むようデザインすれば，その道具は「自然」に使いやすくする．さらに，ある行動をとりやすくするための情報を環境に埋め込めば，その環境のなかで人は目的行動をとりやすくなる．つまり，やる気（動機づけ）は環境の中に組み込むことができる．そう考えたとき，病室のベッドは患者に横になることを，廊下は患者に歩くことをそれぞれアフォードしていると思いつく（図3）．病室にいる患者に「起きていて下さい」というのは「不自然」なのである．

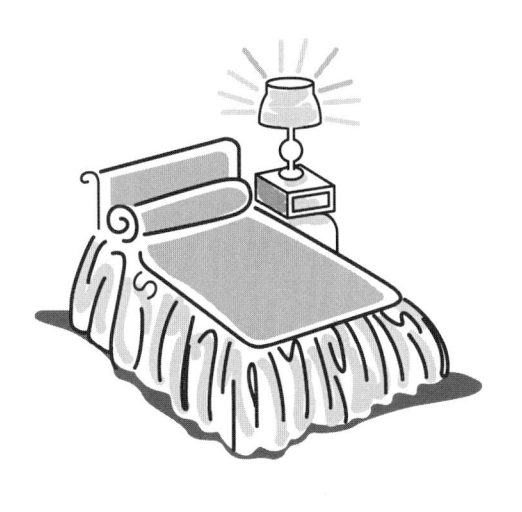

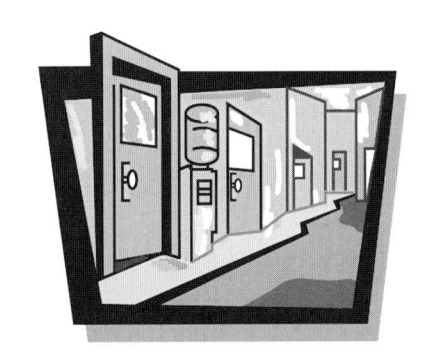

図3　アフォーダンス
ベッドは寝ることをアフォードし，廊下は歩くことをアフォードする．環境に組み込まれたアフォーダンス（affordance：アフォードする情報）を組み込むことで，人は行動を開始するきっかけを得ている．

8. 神経心理学（neuropsychology）

　神経心理学とは，神経機能の障害が引き起こす心理学的変化の検討により脳の構造と機能の関係を解析する科学である．動機づけと関係する問題としては，意識障害（consciousness disturbance），遂行機能障害（executive dysfunction），病態失認（anosognosia），そして，抑うつ（depression）などが重要となる．

（才藤栄一）

●文献
1) 才藤栄一，渡辺俊之，保坂　隆（編）：リハビリテーション医療心理学キーワード．文光堂（エヌ＆エヌパブリッシング），東京，1995
2) 我妻　洋：社会心理学入門(上)(下)．講談社学術文庫，講談社，東京，1987

11 障害白書

◆要約

　日本は，死亡数が出生数を上回り，かつ老年人口比率が一気に上昇する多死，高齢化社会を迎える．年間死亡数は2038年にピークの170万人（2000年比1.7倍）となる．身体障害者と介護認定者の年齢階級別の頻度と将来推計人口を用いて2040年の障害者数を推計すると，身体障害者は約420万人（2001年比1.3倍），介護認定者は約750万人（2002年比2.3倍）となる．性別構成は身体障害者では男性が多く，介護認定者では女性が多い．要介護の原因は男性では脳血管障害，女性では骨折・転倒，関節疾患，痴呆が多い．今後40年間は女性後期老年人口の増大が著明であり，障害者・要介護者の数だけでなく障害の性差を考慮した対策を講じなければならない．多障害者時代にはリハビリテーション医療の量と質をともに充実させる必要がある．

　21世紀初頭，日本は超高齢化社会を迎えようとしている．高齢化の指標となる老年人口割合は17.4％（2000年）に達している．さらに，数だけではなく速さにおいても，世界に類のない短期間に急激に進行する高齢化である．老年人口割合が10〜20％になる期間を示す倍化年数は，諸主要国では約40〜70年であるのに対し，日本では21年と非常に短期間である．本章では国立社会保障・人口問題研究所による日本の将来推計人口（2002年1月）[1]に基づき，その推計値（中位推計）から推計される将来の障害者数について解説する．

　日本の総人口は今後2006年まで増加してピークに達した後，長期間にわたる人口減少期に転ずる．すなわち死亡数が出生数を上回り，かつ老年人口比率が一気に上昇する高齢社会，多死の時代を迎える．死亡数のピークは2038年で年間170万人（2000年比1.7倍）に達する．死亡までの人生の最終期間に何らかの障害を有するとすると，2040年頃に死亡数が最多になると同時に障害者数も最多になると予想される．本章第1項では今後2040年までの人口変化の特徴について述べ，第2項では現在の身体障害者数と介護認定者数から2040年のそれぞれの数を推計する．

1. 日本の将来推計人口（2002年1月推計）

1）総人口・出生数・死亡数の推移

人口推計のスタート時点の2000年の総人口は1億2,693万人であった．この総人口は今後穏やかに増加し，2006年に1億2,777万人でピークに達し，以後長期の人口減少過程に入る．すなわち死亡数が出生数を上回る．2040年には総人口はおよそ1億934万人，2000年の86％となる．

図1に出生数・死亡数の推計を示す．1997年の前回推計と比べると出生数，死亡数，自然増加数ともに下方修正されている．平成14年簡易生命表[2]によると，日本人の平均寿命は男性78.32歳，女性85.23歳で，これは2002年1月の人口推計時に仮定された平均寿命（男性77.76歳，女性84.73歳）を上回る数値である．そのため今後平均寿命が伸び続けるとすれば，死亡数の実測値は推計値より少なく，死亡数のピークは若干先になることが予想される．

人口減少が持続する原因は，1970年代半ばから出生率が人口を一定の規模で保持できる水準（合計特殊出生率で2.08）を大きく割り込んでいるためである．2000年の合計特殊出生率は1.36であった．平成14年人口動態統計月報年計（概数）の概況[3]によると，2002年には1.32とさらに低下している．出生数は1973年の209万人から2000年には119万人まで減少している．今後2014年には99万人と100万人を切り，以後も減少し続ける．2040年には75万人と2000年の63％となる．

一方，死亡数は2000年の98万人から増加し続け，2021年には151万人，2038年には170万人，すなわち2000年の173％とピークに達する．年間死亡数が150万人以上の期間は2021～2072年で，半世紀にわたり継続する．同時期の出生数は90万人

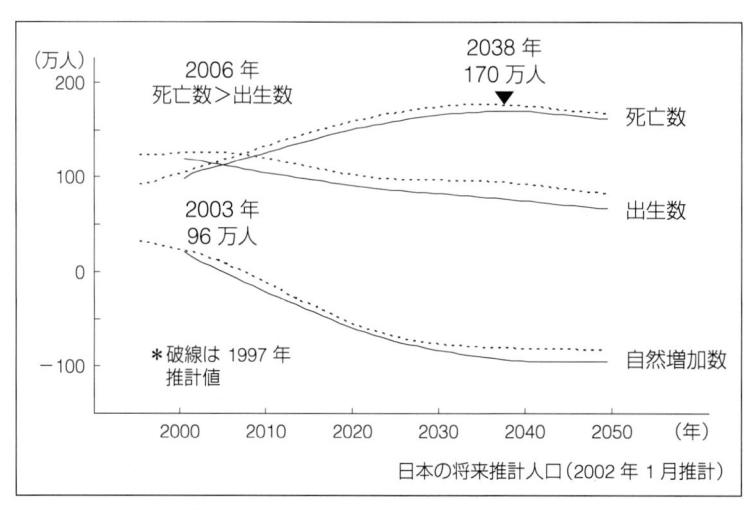

図1　出生数と死亡数の推計（2000～2050年）

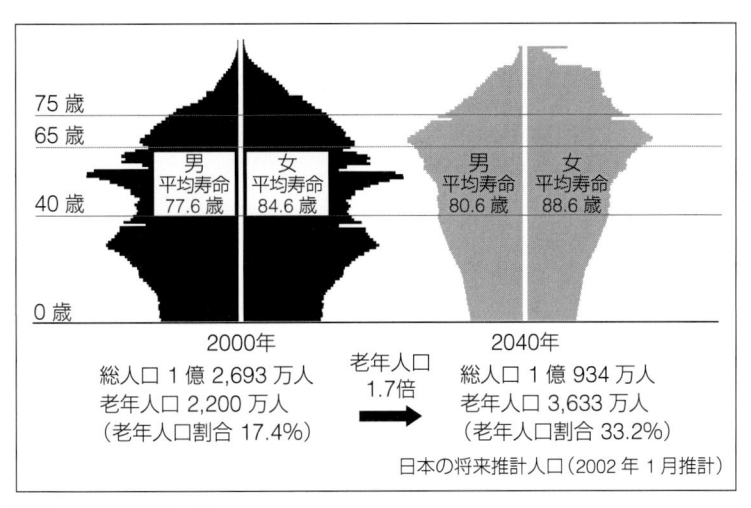

図2 人口ピラミッド

から60万人まで減少し，総人口は毎年約60～100万人の規模で減少し続けることになる．多死・少出生の時代は人口減少の時代ともいえる．

図2に2000年と2040年の人口ピラミッドを示す．2000年の人口ピラミッドでは第一次ベビーブーム世代（1947～1949年生まれ）が50歳代前半，第二次ベビーブーム世代（1971～1974年生まれ）が20歳代後半にあるが，2040年には第一次ベビーブーム世代が90歳代前半，第二次ベビーブーム世代が60歳代後半になる．2040年頃の多死は第一次ベビーブーム世代の死亡によるものであることがわかる．またこの間，一貫して出生数は減少し，人口ピラミッドは近年のような釣鐘型から，ツボ型へと変化する．65歳以上の老年人口は2,200万人から3,633万人へ1.7倍となる．

2）年齢区分別人口の推移

年齢3区分別人口とは，年少人口（0～14歳），生産年齢人口（15～64歳），老年人口（65歳以上）を区分した人口である．2000年の年齢3区分別人口は年少人口1,851万人（年齢3区分別人口割合：14.6％），生産年齢人口8,638万人（68.1％），老年人口2,204万人（17.4％）であった．今後，年少人口と生産年齢人口は減少傾向が続き，老年人口は急速に増加する．2000～2040年の高齢化は前半は第一次ベビーブーム世代，後半は第二次ベビーブーム世代を中心とするものである．老年人口は2015年には3,277万人（26.0％）に達し，すなわち今後約15年で1,000万人以上増加すると推計されている．この急激な老年人口増加は第一次ベビーブーム世代が老年人口に入る時期に該当する．その後，老年人口は緩やかに増加し続け，第二次ベビーブーム世代が老年人口となる2043年に3,647万人（34.2％）とピークに達する．

図3に老年人口を，性別，前期老年人口（65～74歳）・後期老年人口（75歳以上）別に区分した人口推移を示す．2000～2020年には男女とも老年人口が急激に増加し，2020～2040年ではその程度は緩徐になるものの増加し続ける．2000～2020年は第一

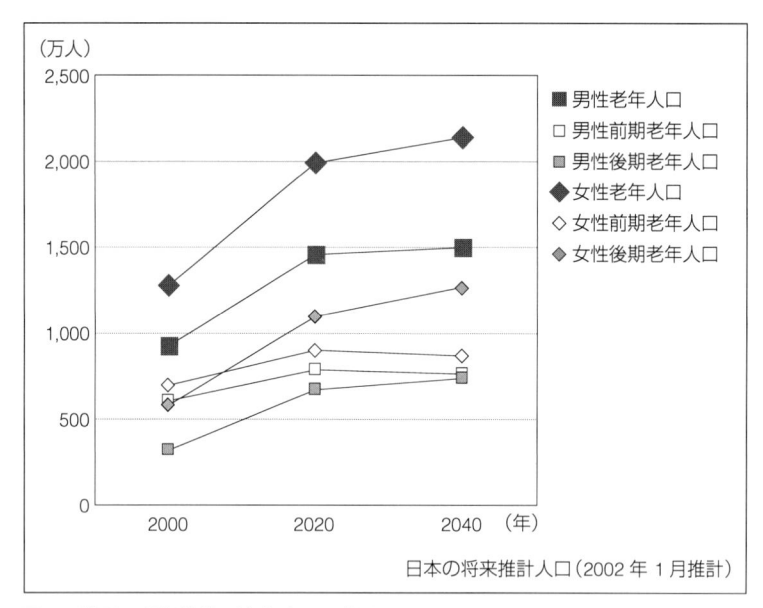

図3 性別・前期後期別老年人口の推移

次ベビーブーム世代が前期老年人口に入りきる時期，2020～2040年は第一次ベビーブーム世代が後期老年人口に入り，第二次ベビーブーム世代が前期老年人口に入る時期である．この間，男女とも前期老年人口より後期老年人口のほうが増加率が高い．2000～2040年で前期老年人口は1,301万人から1,624万人（1.2倍），後期老年人口は900万人から2,001万人（2.2倍）になり，後期老年人口が前期老年人口を上回る．なかでも平均寿命の長い女性後期老年人口の増加は顕著であり，2020年までに前期老年人口と後期老年人口は逆転する．

2. 身体障害者実態調査と介護認定から推計した障害者数

1）身体障害者実態調査からの推計

厚生労働省は5年ごとに身体障害児・者実態調査[4]を行っている．身体障害者実態調査は身体障害者（18歳以上）の障害の種類・程度・原因等の状況，日常生活の状況等を把握することによって，今後における身体障害の福祉施策の推進に必要な基礎資料を得ることを目的として実施する調査である．身体障害の種類を**表1**に示す．なお，内部障害は1967年から心臓・呼吸器機能障害，1972年からじん臓機能障害が，1984年からはぼうこうまたは直腸の機能障害，1986年から小腸機能障害，1998年からヒト免疫不全ウイルス（HIV）による免疫機能障害が身体障害者の範囲に取り入れられ，適応となる障害が拡大している．障害は機能障害の程度に応じて等級区分（1～7級）される．

平成13年身体障害者実態調査によると，身体障害者は前回平成8年調査より

表1　身体障害者福祉法による障害の種類

視覚障害	：視力，視野障害
聴覚・言語障害	：聴力障害，平衡機能障害，音声・言語・そしゃく機能障害
肢体不自由	：上下肢切断，上下肢機能障害，体幹機能障害
内部障害	：心臓機能障害，呼吸器機能障害，じん臓機能障害，ぼうこう・直腸機能障害，小腸機能障害，ヒト免疫不全ウイルスによる免疫機能障害
重複障害	

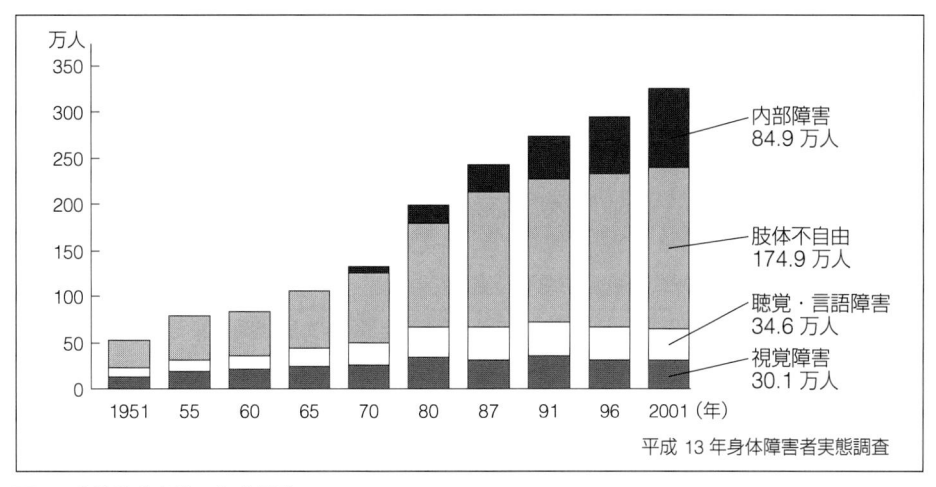

図4　身体障害者数の年次推移

10.6%増加し，325.5万人であった．障害種類別では内部障害84.9万人，肢体不自由174.9万人，聴覚・言語障害34.6万人，視覚障害30.1万人であった．身体障害者数の年次推移を図4に示す．障害種類別の増加率は内部障害36.7%，肢体不自由5.6%の割合で増加しており，内部障害の増加率が著明である．

　障害種類別・性別構成を表2に示す．性別構成に注目すると，総数では男/女は1.25で男性が多い．障害種類別では男/女が2以上で特に男性に多い障害は，音声・言語・そしゃく機能障害，上肢切断，下肢切断，呼吸器機能障害である．これはこれらの障害の原因となる疾病の患者数の性差を反映していると考えられる．平成11年患者調査（厚生労働省）[5]によると，たとえば音声障害の原因疾患である喉頭の悪性新生物は，男性1万人，女性0.1万人と10倍の格差である．また，呼吸器機能障害の原因疾患である慢性閉塞性肺疾患は男性13.9万人，女性7.3万人と1.9倍の格差である．一方，女性に多い障害は，聴覚障害，平衡機能障害，下肢機能障害であったが，いずれも男/女は約0.7～0.8と男女差は大きくはなかった．

　年齢階級別での障害者の頻度は人口千人対31.1人であった．身体障害者実態調査結果では年齢階級は表3に示した8段階で分類され，70歳以上は1段階で区分されている．性別データはない．年齢が高くなるにつれ頻度は上がり，70歳以上では人口千人対96.2人と，ほぼ10人に1人の割合となる．年齢階級別の障害頻度と将来推計人口を用いて，筆者が推計した2040年の障害者数を表3に示す．2040年には

表2　障害種類別・性別構成

〔平成13年身体障害者実態調査（単位：千人）〕

	総数	男性	女性	男/女
総数	3,245	1,779	1,423	1.25
視覚障害	301	154	142	1.08
聴覚・言語障害	346	164	176	0.93
聴覚障害	305	135	165	0.82
平衡機能障害	7	3	4	0.75
音声・言語・そしゃく機能障害	34	26	6	4.33
肢体不自由	1,749	940	787	1.19
上肢切断	98	72	24	3.00
上肢機能障害	479	287	186	1.54
下肢切断	49	34	15	2.27
下肢機能障害	563	247	310	0.80
体幹機能障害	167	96	68	1.41
脳原性全身性運動機能障害	60	32	27	1.19
全身性運動機能障害（多肢および体幹）	333	172	157	1.10
内部障害	849	521	318	1.64
心臓機能障害	463	269	188	1.43
呼吸器機能障害	89	63	24	2.63
じん臓機能障害	202	128	73	1.75
ぼうこう・直腸機能障害	91	58	31	1.87
小腸機能障害	3	1	1	1.00
ヒト免疫不全ウイルスによる免疫機能障害	2	1	1	1.00
重複障害（再掲）	175	107	66	2

表3　身体障害者の将来推計（単位：千人）

年齢階級	身体障害者	人口千人対	2040年人口	推計身体障害者	2001年比
18〜19歳	11	3.7	1,798	7	0.60
20〜29	70	3.9	10,122	39	0.56
30〜39	93	5.4	11,868	64	0.69
40〜49	213	13.0	12,525	163	0.76
50〜59	468	24.2	14,078	341	0.73
60〜65	363	46.5	7,989	371	1.02
65〜69	522	72.1	8,818	636	1.22
70歳以上	1,482	96.2	26,563	2,555	1.72
合計	3,245	31.1	93,761	4,176	1.29

417.6万人，2001年の1.29倍となった．59歳以下では人口減少のため2001年より障害者数が減少する結果となっている．これは後述する介護認定者の推計値よりかなり少ない増加率である．この計算では年齢階級が70歳以上を1階級としていることで，今後の後期老年人口の急激な増加を反映していない．70歳以上でも高齢化するにつれ障害頻度が上がると仮定すると，実際には計算値以上の身体障害者が出現する

表4　介護保険法

被保険者
第1号被保険者：65歳以上
第2号被保険者：40〜64歳
第2号被保険者は老化に起因する疾病
（特定疾病15）によるものが対象

介護状態区分
要支援　　居宅サービスのみ
要介護1 ┐
要介護2 │
要介護3 ├居宅・施設サービス
要介護4 │
要介護5 ┘
区分によりサービス支給限度基準額あり

特定疾病
① 初老期における痴呆
② 脳血管疾患
③ 筋萎縮性側索硬化症
④ パーキンソン病
⑤ 脊髄小脳変性症
⑥ シャイ・ドレーガー症候群
⑦ 糖尿病性腎症，網膜症，神経障害
⑧ 閉塞性動脈硬化症
⑨ 慢性閉塞性肺疾患
⑩ 両側変形性膝関節症，股関節症
⑪ 関節リウマチ
⑫ 後縦靱帯骨化症
⑬ 脊柱管狭窄症
⑭ 骨折を伴う骨粗鬆症
⑮ 早老症

表5　障害老人の日常生活自立度（寝たきり度）判定基準

生活自立	ランクJ：何らかの障害などを有するが，日常生活はほぼ自立しており，独力で外出する． 　　　　J1：交通機関などを利用して外出する． 　　　　J2：隣近所へなら外出する．
準寝たきり	ランクA：屋内での生活は概ね自立しているが，介助なしには外出しない． 　　　　A1：介助により外出し，日中はほとんどベッドから離れて生活する． 　　　　A2：外出の頻度が少なく，日中も寝たり起きたりの生活をしている．
寝たきり	ランクB：屋内での生活は何らかの介助を要し，日中もベッドでの生活が主体であるが座位を保つ． 　　　　B1：車椅子に移乗し，食事，排泄はベッドから離れて行う． 　　　　B2：介助により車椅子に移乗する． ランクC：一日中ベッド上で過ごし，排泄，食事，着替えにおいて介助を要する． 　　　　C1：自力で寝返りをうつ． 　　　　C2：自力では寝返りもうたない．

ことになる．そのため，この推計値は実態とは乖離した数値であるととらえるのが妥当であろう．

2）介護認定からの推計

　　介護保険法は2000年4月に施行された．介護保険の被保険者，介護状態区分，特定疾病を**表4**に示す．要介護認定は市町村等の介護認定審査会で行われる．介護認定審査会では高齢者の心身の状況調査に基づくコンピュータ判定（一次判定）結果を原案として主治医意見書や訪問調査の特記事項を基に最終判定（二次判定）を行い，介護状態区分が決定される．一次判定では介護に要する時間の長さが指標とされる．身体障害者認定と異なるのは，活動の自立度と介護量を判定基準としている点である．また，定期的に介護状態区分は見直される．主治医意見書に使用される障害老人の日常生活自立度（寝たきり度）判定基準（**表5**）と痴呆性老人の日常生活自立度判定基準（**表6**）を示す．介護保険による介護サービスには介護状態区分に応じて支給さ

表6　痴呆性老人の日常生活自立度判定基準

I	何らかの痴呆を有するが，日常生活は家庭内および社会的にほぼ自立している．
II	日常生活に支障をきたすような症状・行動や意思疎通の困難さが多少みられても，誰かが注意していれば自立できる．
II a	家庭外で上記IIの状態がみられる．
II b	家庭内でも上記IIの状態がみられる．
III	日常生活に支障をきたすような症状・行動や意思疎通の困難さがときどきみられ介護を必要とする．
III a	日中を中心として上記IIIの状態がみられる．
III b	夜間を中心として上記IIIの状態がみられる．
IV	日常生活に支障をきたすような症状・行動や意思疎通の困難さが頻繁にみられ，常に介護を必要とする．
M	著しい精神症状や問題行動あるいは重篤な身体疾患がみられ，専門医療を必要とする．

表7　介護保険による居宅・施設サービス

居宅サービス	施設サービス
訪問介護（ホームヘルプサービス）	介護老人福祉施設
訪問入浴介護	介護老人保健施設
訪問看護	介護療養型医療施設
訪問リハビリテーション	
居宅療養管理指導	
通所介護（デイサービス）	
通所リハビリテーション（デイケア）	
短期入所生活介護（ショートステイ）	
短期入所療養介護（ショートステイ）	
痴呆対応型共同生活介護（痴呆性老人グループホーム）	
特定施設入所者生活介護（有料老人ホーム）	
福祉用具貸与	
居宅介護福祉用具購入費など（特定福祉用具の購入）	
居宅介護住宅改修費（住宅回収）	
居宅介護支援	

れ，それぞれ限度基準額がある．サービスには居宅サービスと施設サービスがある．それぞれのサービス内容を**表7**に示す．

　厚生労働省が発表する介護給付費実態調査月報（前月の審査分）と推計人口を用いて将来要介護者数を算出してみた．将来推計人口は毎年10月の推計値のため，2002年の認定者数として平成14年11月審査分の月報を用いた．介護給付費実態調査月報平成14年11月審査分[6]によると，介護認定者数は336.5万人（男性100.7万人，女性235.8万人）であった．性別は女/男が2.3と女性が多い．**図5**に介護認定者の年齢別構成を示す．年齢階級は図に示す7段階で，65～89歳は5歳ずつ区分されている．75歳以上の後期老年人口の割合は全体の79%を占める．また，介護状態区分別構成を**図6**に示す．要介護1が30%と最も多く，要支援，要介護1,2を合わせると約60%を占める．性別で構成は大きくは変わらない．年齢別介護状態区分を**図7**に示す．どの年齢階級にも要介護5が11（75～79歳）～17（90歳以上）%の割合で存在し，必ずしも年齢とともに介護度の高い人数割合が増加するともいえない．ただし，75歳以上の年齢区分では高齢化するにつれ介護状態区分も高くなる傾向がある．

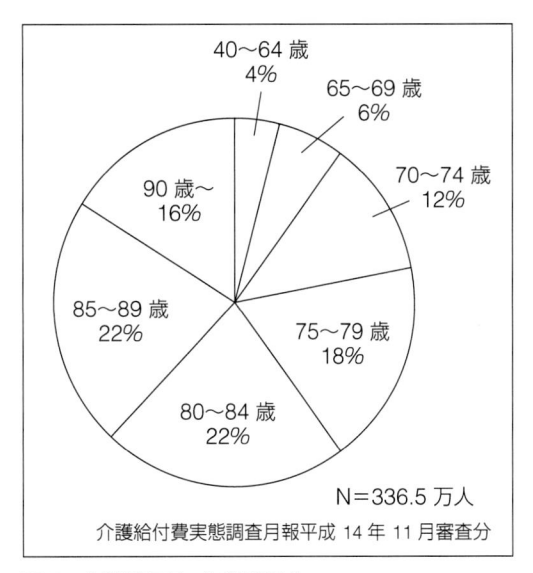

図5 介護認定者：年齢別構成

（N=336.5万人、介護給付費実態調査月報平成14年11月審査分）

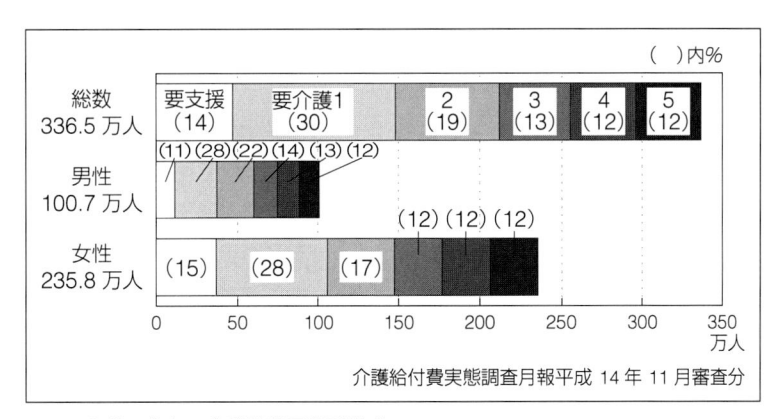

- 40～64歳 4%
- 65～69歳 6%
- 70～74歳 12%
- 75～79歳 18%
- 80～84歳 22%
- 85～89歳 22%
- 90歳～ 16%

図6 介護認定者：介護状態区分別構成

総数 336.5万人：要支援(14)、要介護1(30)、2(19)、3(13)、4(12)、5(12)
男性 100.7万人：(11)(28)(22)(14)(13)(12)
女性 235.8万人：(15)(28)(17)(12)(12)(12)

介護給付費実態調査月報平成14年11月審査分

　性別・年齢階級別の介護認定者の頻度と将来推計人口を用いて，筆者が推計した介護認定者数を**表8**に示す．2040年には747.5万人，2002年の2.25倍となった．要介護認定者の頻度は年齢とともに高くなり，特に85歳以上では男性34％，女性47％，90歳以上では男性53％，女性66％と高率である．推計では2040年の後期老年人口の増大を反映し，特に90歳以上では男女とも5倍以上の増加となる．前述した身体障害者の推計値より増加率が高い原因は，年齢階級が細かく，かつ性別データが加味されているためであり，今後の人口構造の変化を反映した実態に近い値と思われる．

　介護認定者を人口ピラミッドに重ねた要介護人口ピラミッドを**図8**に示す．2040年には要介護人口は逆ピラミッド型となる．この傾向は特に女性で顕著となる．

　平成13年国民生活基礎調査[7]によると，要介護の主な原因疾患は脳血管障害27％，高齢による衰弱16％，骨折・転倒12％が上位3原因である（**図9**）．性別に疾患構成を見ると，男性では脳血管障害が44％を占めるのに対し，女性では21％と少

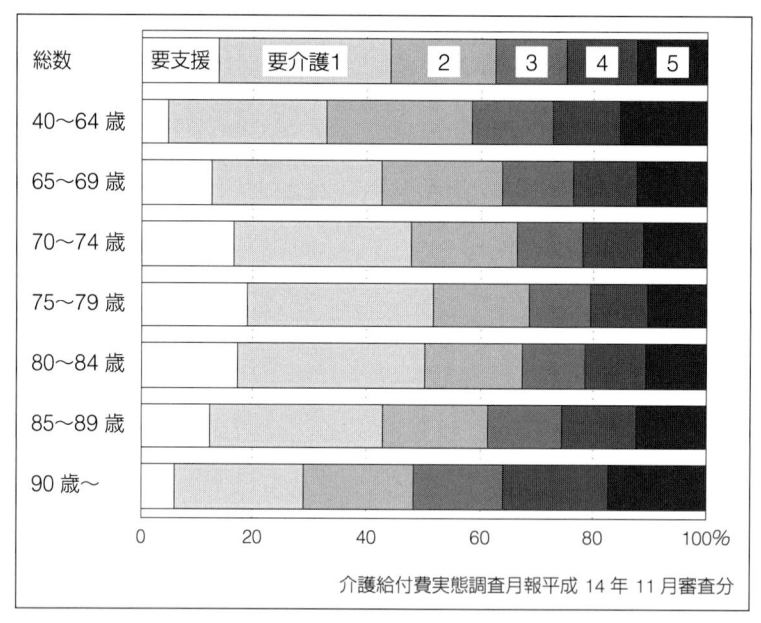

図7 年齢階級別・介護状態区分別構成

表8 介護認定者の将来推計（2040年）

男性	2002年人口	介護認定者	人口比	2040年人口	推計介護認定者	2002年比
40～64歳	21,492	68	0.003	17,200	55	0.800
65～69	3,488	97	0.028	4,180	116	1.199
70～74	2,826	161	0.057	3,411	194	1.207
75～79	1,925	201	0.105	2,732	286	1.419
80～84	976	196	0.200	2,044	409	2.094
85～89	506	174	0.344	1,494	515	2.952
90歳以上	204	110	0.539	1,099	593	5.388
合計	31,417	1,007	0.032	32,160	2,167	2.152
女性	2002年人口	介護認定者	人口比	2040年人口	推計介護認定者	2002年比
40～64歳	21,830	62	0.003	17,392	50	0.797
65～69	3,880	106	0.027	4,637	126	1.195
70～74	3,385	227	0.067	4,015	269	1.186
75～79	3,642	415	0.114	3,505	399	0.962
80～84	1,870	567	0.303	3,028	919	1.619
85～89	1,141	552	0.484	2,793	1,351	2.448
90歳以上	638	429	0.673	3,393	2,284	5.318
合計	36,386	2,358	0.065	38,764	5,397	2.289
総数	67,803	3,365	0.050	70,923	7,564	2.248

（単位：千人）

2. 身体障害者実態調査と介護認定から推計した障害者数   123

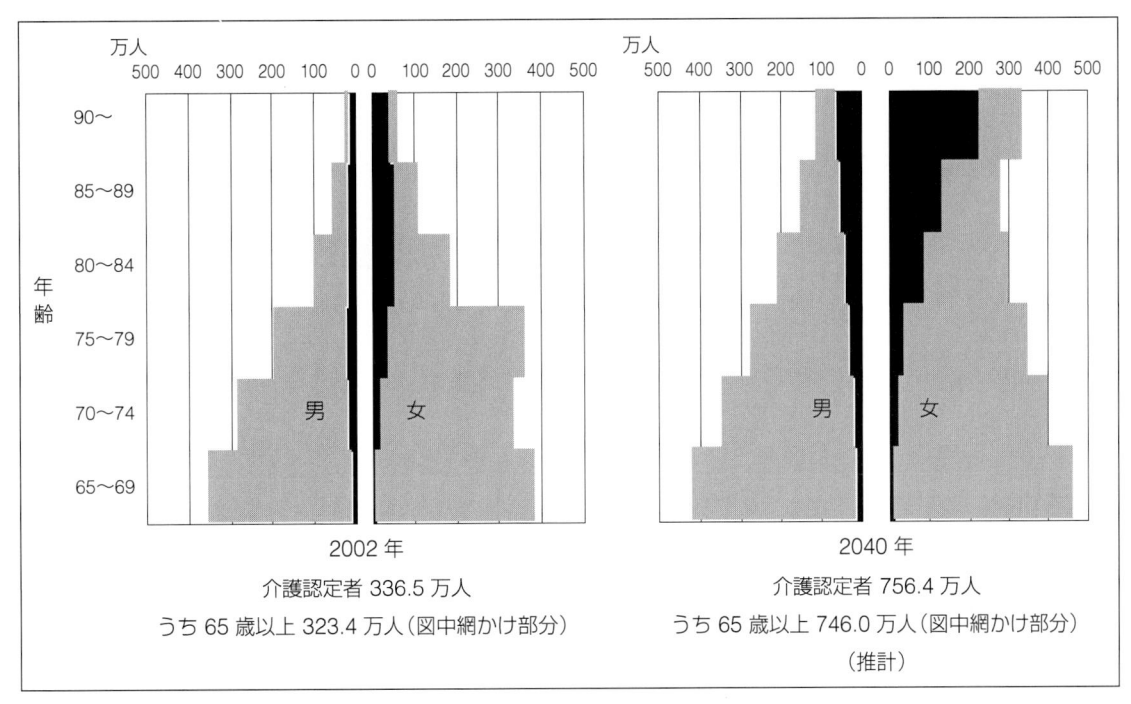

図8　要介護人口ピラミッド（65歳以上）

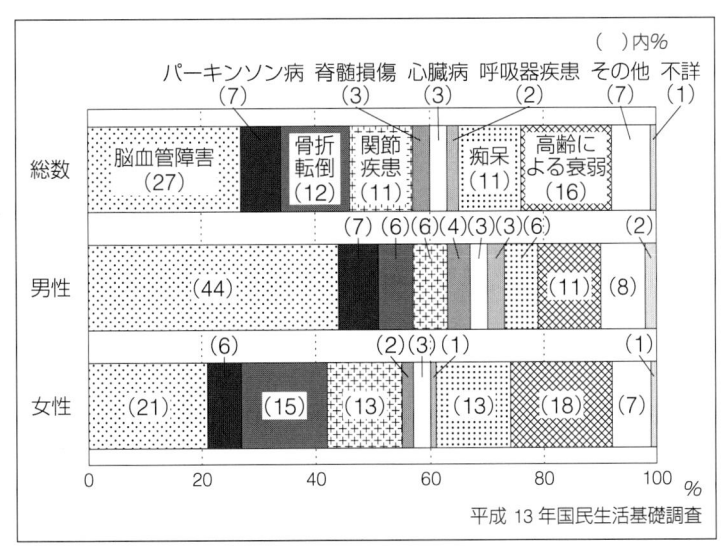

2002年
介護認定者 336.5万人
うち65歳以上 323.4万人（図中網かけ部分）

2040年
介護認定者 756.4万人
うち65歳以上 746.0万人（図中網かけ部分）
（推計）

図9　要介護の主な原因疾患別構成割合

平成13年国民生活基礎調査

ない．一方，女性では骨折・転倒，関節疾患，痴呆の割合が男性に比べて多い．特に骨折・転倒と関節疾患を合わせると，脳血管障害より多い．介護認定者数と疾患別構成割合を用いた現在の要介護の原因疾患の推計数を表9に示す．これらの推計数の男女差を見ると骨折・転倒，関節疾患，痴呆，高齢による衰弱では女性は男性の3倍以上の人数となる．特に骨折・転倒では6倍と非常に女性が多い．平成11年患者調

表9 要介護の主な原因疾患の推計数（2002年）

	総数	男性	女性	女/男
総数	3,365	1,007	2,358	2.34
脳血管疾患	908	432	476	1.10
パーキンソン病	223	72	151	2.10
骨折・転倒	406	57	349	6.12
関節疾患	357	55	302	5.49
脊髄損傷	92	44	47	1.07
心臓病	104	31	73	2.35
呼吸器疾患	64	33	31	0.94
痴呆	369	62	307	4.95
高齢による衰弱	547	116	431	3.72
その他	244	82	163	1.99
不明	29	21	28	1.33

（単位：千人）

査[5]による骨粗鬆症の女性患者数は男性の14.0倍である．今後，特に女性の後期老年人口が増加することを考慮すると，要介護の原因疾患として骨折を含む骨関節疾患が，脳血管障害とともに最大の問題となってくることが予想される．

身体障害者と介護認定者では性別構成が逆転していることから，重複はあるが異なるグループであることがわかる．障害者の全体像を把握するには両者の重複を調査する必要があるが，現在のところその統計は見当たらない．重複しないグループに該当する特性を考えると，身体障害者のみになる例は，40歳未満，40〜64歳の特定疾病以外での身体障害者，介護を要しない身体機能障害が想定される．一方，介護認定のみになる例は，痴呆や精神障害による要介護，高齢による衰弱のための要介護などが想定される．介護認定者に女性が多い原因として，女性では身体障害と認定されない痴呆や高齢による衰弱が多いことが一因と思われる．

身体障害者実態調査と介護認定数を用いて将来の障害者数の推計値を算出したが，統計はあくまでも過去の状況である．また，潜在的な身体障害者，要支援・介護者までは含んでいない．今後，疾病の新しい治療法や介護に関連する社会的な状況変化（たとえば高齢者の独居世帯の増加など）による変動は当然ありうる．ただし，高齢化が一気に進行する過程で，急速な障害者，要介護者の増加は確定的と考えてよいだろう．つまり，このような状況に対応するためにはリハビリテーション（以下，リハビリ）資源の量の増大が必要である．かつ限られたリハビリ資源を効率的に提供するために質の変化を伴わなければ，より多くの障害者，要介護者を治療，支援することはできない．

高橋による国民健康保険中央会の要介護認定者数の統計と将来推計人口を用いた2030年までの要介護者数推計によると，2010年：400.1万人，2015年：476.6万人，

2020年：546.0万人，2030年：654.7万人と増大していく[8]．特に2015年までの老年人口の急速な増大に対しては，厚生労働省老健局長の私的研究会「高齢者介護研究会」が2003年7月に『2015年の高齢者介護—高齢者の尊厳を支えるケアの確立に向けて—』[9]を発表している．この研究会は2004年度末を終期とする「ゴールドプラン21」後の新たなプランの策定の方向性，中長期的な介護保険制度の課題や高齢者介護のあり方について検討するため設置されたものである．この報告の中でも介護度の重症化予防としてのリハビリ，急性期から回復期にかけての医療分野と維持期での介護分野の連携体制構築など，リハビリの充実が強調されている．さらに，今後の予測からみて，後期老年人口の増大や障害の性差を考慮したリハビリ供給体制を構築することが必要であろう．多障害者時代に対応するにはリハビリ医療の量と質の変化が不可欠であり，また最も主要な課題であるといえる．

（小口和代）

● 文献
1) 国立社会保障・人口問題研究所(編)：日本の将来推計人口—平成13（2001）〜62（2050）年．平成14年1月推計，財団法人厚生統計協会，2002
2) 日本人の平均余命．平成14年簡易生命表，厚生労働省
   http://www.mhlw.go.jp/toukei/saikin/hw/life/life02/index.html
3) 平成14年人口動態統計月報年計（概数）の概況．
   http://www.mhlw.go.jp/toukei/saikin/hw/jinkou/geppo/nengai02/index.html
4) 平成13年身体障害児・者実態調査．厚生労働省
   http://www.mhlw.go.jp/houdou/2002/08/h0808-2.html
5) 厚生労働省大臣官房統計情報部(編)：平成11年患者調査（全国編）上巻．財団法人厚生統計協会，2001
6) 介護給付費実態調査月報平成14年11月審査分．厚生労働省
   http://www.mhlw.go.jp/toukei/saikin/hw/kaigo/kyufu/2002/11.html
7) 平成13年国民生活基礎調査の概況．厚生労働省
   http://www.mhlw.go.jp/toukei/saikin/hw/k-tyosa/k-tyosa01/index.html
8) 高橋紘一：要介護者600万人の時代．週間社会保障 56（No. 2184）：24-27, 2002
9) 2015年の高齢者介護—高齢者の尊厳を支えるケアの確立に向けて—．
   http://www.mhlw.go.jp/topics/kaigo/kentou/15kourei/index.html

おわりに：
FITプログラムの生い立ち

> 藤田保健衛生大学ではリハビリテーションが重要視されていて，統合された複合体，リハビリテーション部門が存在する．FITプログラムは脳卒中リハビリテーションの達成度と効率を向上させるために設計されたシステムであり，藤田におけるリハビリテーションの始まりの地である七栗サナトリウム進化のために計画された．2000年12月に始動したFITプログラムは脳卒中回復期リハビリテーションプログラムとしてすでに一定の成果を上げている．

1. 藤田保健衛生大学（以下，藤田）では統合された複合体，リハビリテーション（以下，リハビリ）部門が存在する

FITプログラム（以下，FIT）の生い立ちを紹介するに当たり，まず，藤田リハビリ部門について簡単に触れておきたい．同部門は2000年7月に組織され，現在，①医学部リハビリ医学講座，②大学病院リハビリ部，③七栗サナトリウムリハビリセンター，④坂文種報徳會（第二教育）病院リハビリ部，⑤リハビリ専門学校，⑥藤田リハビリ医学・運動学研究会からなる総勢130名を超える藤田学園のリハビリ複合体である．各組織間は綿密に連絡を取り，統合体として機能している．FITは同部門が生み出したシステムの1つである．また，FITの成功[*1]がその発展を加速し，2004年4月には新たに理学療法士・作業療法士育成のための衛生学部リハビリ学科を創生することになった．この学科では療法士教育の新しい形COSPIREプロジェクト[*2]を実現する予定である．

2. 藤田ではリハビリが重要視されている

藤田の歴史は，故藤田啓介先生が学校法人藤田学園を設立した1964年に始まる．以来，専門学校，短期大学，大学衛生学部，大学医学部，大学院など複数の機構を開設しユニークな医療系総合学園として発展してきた．その中でリハビリ医学は重要視されており，才藤栄一が助教授として赴任した1995年には，土肥信之教授が医学部リハビリ医学講座を初め，3つの教育病院のリハビリ科，リハビリ専門学校を指導し，中部・東海地区においてリハビリ医学の中心的役割を果たしていた．

3. 七栗サナトリウムは藤田におけるリハビリの始まりの地である

3つの教育病院の1つ七栗サナトリウムは三重県の県庁所在地である津市の少し南の久居市に1987年に開設された．218床の同院は，その立地条件から慢性期患者の治療を中心とした医療を展開していた．七栗は藤田啓介先生がその晩年を過ごし，こ

よなく愛した地であり，また，藤田のリハビリ医学講座の始まりの地でもあった．1995年秋に土肥教授が広島県立医療福祉短期大学副学長(現，広島県立医療福祉大学学長)として帰郷してしまい，しばらく整形外科の吉澤英造教授にリハビリ医学講座を兼務していただいた．才藤がリハビリ医学講座教授に昇任した1998年，山路正雄理事長より七栗サナトリウムの今後のあり方について意見を求められた．そこで，提案したのがFITである．

4．FITは七栗サナトリウム進化のために計画された

七栗サナトリウムにはいくつかの問題点があった．需要がそれほど大きくない田舎で臨床を行う場合，病床数確保と効率的治療とはしばしばトレードオフになってしまう．つまり，効率的医療は低病床稼働率をさらに悪化させかねないからである．このトレードオフが七栗運営の葛藤の最大原因と思われた．しかし，藤田の場合，これを断ち切ることがそう難しいこととは思えなかった．より高い水準の臨床を生み出し，適切な適応の患者を集めればよいのである．そのために必要なものの多くは揃っていた．勤勉で元気な若い医師と療法士，柔軟な組織形態である．足りないのは，入れ物(ハードウェア)と制度(ソフトウェア)であった．

5．FITはこれからの効率的リハビリ医療のモデルとなる

FITの原案は，藤田に来る前から才藤の頭の中にあった．団塊の世代が後期高齢者となり高齢障害者の急増が予測される今世紀の前半，リハビリ治療効率の向上は緊急課題である．現在のリハビリ医療のペースでは対応しきれず多くの障害者を見捨てる事態になるだろう．実際，一流と呼ばれているリハビリ病院でも，訓練は土日・祝日・正月・ゴールデンウイークが休み，カンファレンスがあると休み，ついでに療法士が年休を取ると休みで，リハビリのために入院をしても下手をすると週3,4日しか訓練を受けることができないといった事態が生じる．一方，入院期間を減らそうという時流[*3]は，それにもかかわらず患者をどんどん退院へと押し出す．薬も飲まなければ効かないように，訓練もしなければ効果を発揮しない．訓練量の問題は，最も重要な治療因子のはずで，患者のニードは明らかなのに，この点に関する積極的議論は極めて少ない[*4]．毎日訓練を行うための必要条件は，療法士の複数担当制と病棟内訓練室であった．療法士の複数担当制は，療法士の臨床スタイルを大きく変えるもので，毎日訓練可能という以外にも多くの効用が期待されているが，その重要性が的確に理解されるまでしばらくの間，いろいろな抵抗や議論を生むだろう．病棟内訓練室は，動線を短縮し，休日の医療者分布を緊急対応可能とするために必須だった．

6．FITは療法士複数担当制，訓練室一体型病棟，LANデータベースなどからなるシステムである

才藤は，より進んだ臨床水準を生み出す新リハビリシステムを実現するリハビリセンターの建築を提案し，学園の許可を得て，金田嘉清(専門学校教務主任，現：副校

長)とともにその実現のための計画に入った．2階建ての新棟は，1階にデイサービスと大きな浴室を持ち，2階に52床の訓練室一体型リハビリ病棟を配した．訓練室一体型病棟は，フルサイズの病棟内訓練室，すなわち理学療法室，作業療法室，言語聴覚室を内包した．訓練室は患者の生活の活動性を高めるよう外からよく見える構造にした．病室と訓練室とを隔てる6m幅の50m廊下は病室の居住性を確保すると同時に，自主訓練などの活動性を誘導（afford）するよう設計した．療法士複数担当制（TriP；Triangle-Pairs）は，金田の指導のもと永井将太(七栗理学療法士)と長谷川昌士(七栗作業療法士)が考案した．この担当制を実現するために勤務制度も変更した．その他，濃厚な治療効果をオンタイムで確実にモニターできるようLANデータベースを設計，自作した．早期の社会復帰を助ける毎週の家族患者教育クラスを設定した．また，新システムを始める前後のデータを採り治療成績に関する対照実験を計画した．

7．2000年12月に始動したFITはすでに一定の成果を上げている

1999年12月に新棟の建築に入った．2000年4月から，七栗の新しい流れを周囲の医療者に知ってもらうため，七栗リハビリセミナーを定期開催した．2000年11月，準備を指揮した馬場　尊（医学講座助手，現：講師）に代わって園田　茂（医学講座助教授，現：教授）が開設の指揮を執り，2000年12月新棟がオープンした．2001年5月より回復期病棟として運営されるようになり，2003年5月現在，すでに450名の患者が新棟から退院した．園田のリーダーシップのもと，治療成績も以前に比較してある程度満足すべきものになり，また，経営的にも十分に採算の取れる健全運営となった．ちなみにこの新プログラム名「FIT（Full-time Integrated Treatment）」は，われわれの親友Palmer教授（Johns Hopkins University）によって2000年9月に命名された．

FITが実現するに当たっては，山路正雄理事長，馬嶋慶直前学長，船曳孝彦学長，福島　穣学務学監，葛谷恵子庶務学監，原田治良管理部長，加島　昇経理部長，平岡俊介人事部長，大塚喜一前施設部長，藤田基和施設部長をはじめ多くの藤田学園の方々より多大なご支援を頂いた．また，千野直一教授，土肥信之教授，吉澤英造教授，神野哲夫教授をはじめ多くの先生方の温かい励ましを頂いた．ここにリハビリ部門一同，心より感謝申し上げます．

2003年9月

才藤栄一

*1：少なくとも今の時点では．
*2：COSPIREプロジェクト(the Clinical-Oriented System for Progression & Innovation of Rehabilitation Education, co：共に，spire：芽

を出す，呼吸する）：藤田リハビリ部門が開発中の臨床指向的教育・研究統合プロジェクト．臨床チーム中にリハビリ学科の教員も常時参加し，臨床・教育・研究を一体のもとして行うプログラム．多くの教員が臨床教官(clinical scientist)となって直接，臨床現場で実際に患者を治療しながら学生に教育する．学生の技能評価には客観的臨床能力試験（OSCE）を導入する．

*3：回復期リハビリ病棟の概念は，この時流に一定の歯止めをかけるものと思う．
*4：恐らく今でも．

索引

【和文】

あ

アダプティブ・デザイン　86
アフォーダンス　17,85,111
安静　83

い

医師　30
意識障害　112
異質性転移　98
一定練習　97
一般運動プログラム　99
医療ソーシャルワーカー（MSW）
　　　　　　　　　　　12,30
陰性逆転移　109

う

運動/認知スキル　91
運動学習　84,85
　——の要点　92
運動学習エッセンス　89
運動学習関連諸変数　70
運動課題　99
運動の類似性　99

え・お

エレベータの仕様，病棟設計　71
エングラムの重要性　93
オペラント条件づけ　106

か

カンファレンス　12
家族教育　**39**
　——，個別指導と集団指導　41
　——，脳卒中リハビリにおける　39

　——のポイント　42
家族教室　5,12
　——，FIT のための　41
　——の概要　41
　——の実際　42
家族指導　40
過負荷の法則　77,82
課題転移性　84
課題特異性　84
課題難易度と練習過程　95
課題難易度のデザイン　95
課題の低価値性　103
介護状態区分　119
介護体験　13,43
介護認定者　120
　——の将来推計　121
介護福祉士　60
　——，回復期リハビリ病棟における
　　　　　　　　　　　　37
介護保険法　119
介入法　89
回復期病棟設計　70
回復期リハビリ　3
回復期リハビリ病棟　**24**,36
　——，運用基準　25
　——，経済的側面　27
　——，人員基準　25
　——，施設基準　24
回復期リハビリ病棟適応患者　25
回復期リハビリ病棟入院料　24
開放/閉鎖スキル　91
外在的フィードバック　96
外的強化因子　106
隔離主義　72
学習　85
　——と行動変化の乖離の要因　97
学習曲線と難易度　94
学習者役割過程　109
学習性無気力　68,94,110
活動-機能-構造連関　77,82
活動障害　73
活動性に依存して変化する要素　82
看護師　12,30

　——の指導力　101
　——の動線，夜間の　71
　——の役割，回復期リハビリ病棟における　67
看護師-作業療法士合同病棟訓練　43
看護師-療法士の共同訓練　53
看護職
　——，回復期リハビリ病棟での観察の視点　36
　——，家族との架け橋　39
　——，患者の病棟生活を守る　39
　——，生活援助と自立支援　38
　——，複数役割の担当　38
　——と FIT　37
　——の 24 時間体制　37
　——の仕事環境支援，病棟設計　71
患者-看護職間の役割関係，FIT　38
患者教育　**43**
患者選択基準のデータ，FIT　49
患者データベース　5
患者の脱走　71
患者の能動性　103
患者役割（規範）の変化　108

き

キャリーオーバー問題　85,98
帰結予測　2,70,79
　——の方法論　79
帰属理論　110
規範　107
基準課題　67,98
機能障害　75
機能的自立度評価法（FIM）　37,75
義肢・装具　86
居宅サービス，介護保険による　120
共同閲覧を目的にしたファイル　21
協調性　90
強化因子　106
強化理論　93,105
筋電図バイオフィードバック療法　97

索引

く

クリニカルパス　2,37
訓練　12
　──と装具　99
　──の基本　9
　──の原理　82
訓練課題の難易度調節　68
訓練効果，脳卒中のリハビリにおける　47
訓練効果の移行性　95
訓練時間割，TriP　33
訓練室一体型病棟
　　　5,9,**15**,22,38,72,129
　──の構造　16
　──の注意点　18
訓練室と病棟の使い分けの原理　68
訓練プログラム　61
訓練量　8,48

け

結果の知識(KR)　96
健常部　91
　──の重要性　78
　──の治療効果優位性　79
言語聴覚士(ST)　12,30
言語療法(ST)　62

こ

コミットメント　39
コンピュータLAN　5
コンピュータネットワークの役割　22
ゴール(目標)の設定　2
工学的補助，支援工学　85
行動(パフォーマンス)変化　85,**93**
　──のための重要変数　93
　──をもたらす変数　85
　──と学習　94
効果の発現性　85
効率的リハビリ医療　128
高齢者介護研究会　125
国際機能分類(ICF)　75
国際障害分類(ICIDH)　75

さ

サブシステム，準分解可能な　79
作業療法(OT)　44,62
作業療法士(OT)　12,30
作業療法室，七栗サナトリウム　16

し

システム
　──，リハビリ医学・医療　76
　──の階層　79
　──としての解決　77
支援工学　77,85
施設サービス，介護保険による　120
自己回復免除　108
自立化義務　109
事故報告用ファイル　21
社会的不利　75
手技(テクニック)　70
手段的ADL(IADL)　43
主担当-副担当制度，療法士チーム　32
主担当制度，療法士チーム　31,32
受動的協力義務　108
受容過程の様々な反応　105
集中練習　98
重症部屋　71
熟練行動　84
出生数と死亡数の年次推移　74
出生数と死亡数の推計　114
準分解可能性　79
将来推計人口，日本の　114
照明，病棟設計　71
障害受容義務　109
障害の階層性　75
障害の分類　74
障害白書　113
常識心理学　110
職員用アメニティー，病棟設計　71
心理学的アイテム，リハビリ医療における　103
心理学的観点，動機づけに関連した　104
心理学的知恵の利用　103
心理学の観点　102
身体障害者実態調査　116
身体障害者数の年次推移　117
身体障害者の将来推計　118
身体障害の種類　117
神経筋促通手技　48
神経心理学　112
診療報酬，回復期リハビリ病棟の　27
診療報酬算定条件　24
人口ピラミッド　115

す

スキル　84,89
　──の種類　90,99

スキル学習　84
ストレス，患者の　68
遂行機能障害　112

せ

正常役割免除　108
生産年齢人口　115
生活障害　67
精神力動論　104
専門職の独自性　81
戦術　69,70,79,100
戦略　69,70,79,100
選択的付加訓練　61
全日訓練　4

そ

相互協力義務　109
相補的役割　107
装具の使用　99
総人口・出生数・死亡数の推移，日本の　114

た

多様練習　97
退院，家族の役割　40
退院，七栗サナトリウム　13
退院指導　44

ち

チームアプローチ　30,80
チーム形態　80
　──，FITにおける　30
チーム担当制，療法士チーム　31
チームワーク　4,72
チェックリスト，FIT　36
治療チーム　30
治療的学習　77,84,89
　──のポイント　84
治療と学習　90
長寿社会　73
超自我　107

つ・て

対麻痺　78,91
追跡調査，退院後の　63
テクニック(手技)　70
データベース　19
　──，リハビリ医療で求められる　19
　──の役割，FITにおける　20

データベース概要　23
定着・保持　85,97
転移　98
―― と一般化　98
転院(リハビリ入院)　40
転出希望義務　108

と

トイレ数，回復期病棟設計　71
トランスゼネレーショナル・デザイン　86
トレッドミル歩行訓練　48,57,61
土日訓練　71
統合的，FIT で目指す　20
動因論　105
動機づけ　4,84,92,103,105
―― に関連した心理学的観点　104
道具の使用　85

な

ナースチーム　36
内在的フィードバック　96
内的強化因子　106
七栗サナトリウム　16,28,127
――，入院生活の流れ　10
―― の患者層　48

に

日常生活活動(動作)(ADL)　68
日常生活自立度判定基準　119
入院，七栗サナトリウム　10
人間的接触　106
認知心理学　111

ね・の

ネットワークシステム概要，FIT　22
年少人口　115
年齢3区分別人口　115
ノーマライゼーション　86
能力低下　75
能力低下レベルへの介入　76
能力的プラトー　68
脳卒中のリハビリプログラム　3
脳卒中リハビリ家族教室　41

は

バリアフリー・デザイン　86
パソコン使用，訓練中の　61
パフォーマンスの知識(KP)　96

パフォーマンス(行動)の変化　93
廃用症候群　83
廃用性筋力低下　82
廃用の予防　83

ひ

否認機制　105
疲労　97
病室，訓練室一体型病棟　17
病態失認　112
病棟訓練　68
病棟内訓練室　128
病棟の訓練室化　4

ふ

ファシリテーション・テクニック　70
フィードバック　85,96,97
フォローアップ体制，退院後の　45
ブロック練習　97
プレマック(Premack)の法則　106
藤田保健衛生大学リハビリ部門　127
分散練習　98
分離/連続/系列スキル　91

へ・ほ

片麻痺　78,91
歩行耐久訓練　61

ま

麻痺手の強制使用　61
麻痺の改善　61
毎日訓練　4

め・も

メタ認知　102
喪の仕事　104
申し送り，TriP　34

や

役割　107
―― の限定的免除　109
―― の単純性・一貫性　68
―― の特徴　107
―― のもつ無意識性　109
役割葛藤　67,107
役割期待　107
役割変換　109
役割変更，家族の　40

役割理論　107

ゆ

ユニバーサル・デザイン　86
誘因　105
誘導　68
床材，病棟設計　71

よ

要介護者数推計　124
要介護人口ピラミッド　121
要介護の主な原因疾患　121
要介護の原因疾患の推計数　123
抑うつ　112
浴室，病棟設計　71

ら・り

ランダム練習　97
リハビリ医学・医療　73
―― で扱う機能関連問題　79
―― の解決法　1
―― の本質　81
―― の3つの特有な対応法　82
リハビリ医学の対象機能臓器系　76
リハビリ医学の中心領域　74
リハビリ依存　44
リハビリ医療　67
――，3つの方法論　2
―― における治療の本質　101
―― における心理学的知恵　101
―― における心理学的アイテム　103
―― における患者参加　103
リハビリ医療手段　82
リハビリシステム　2
――，従来の　7
リハビリ心理エッセンス　101
リハビリ総合実施計画，運用基準　26
リハビリチーム　80
リハビリチームアプローチ　81
リハビリテーション　73
――，運用基準　26
――，発症早期の患者の　60
―― の最大の特徴　84
リハビリ的解決　91
リハビリ的介入　100
リハビリ入院(転院)　40
リハビリプログラム，脳卒中の　3
理学療法(PT)　44
理学療法士(PT)　12,30
理学療法室，七栗サナトリウム　16

療法間訓練プログラム　62
療法士　31,80
　——,技量に差がある　69
療法士数,回復期リハビリ病棟基準による　27
療法士複数担当制(TriP)　5,**31**,32,69,72,128,129

臨床試験,歴史的対照を持つ　70

る・れ・ろ

類似性転移　99
レクリエーション　37
レクリエーション療法　60

連絡用ファイル,伝言板形式の　21
老年人口　115
6 m幅大廊下,七栗サナトリウム　5,9,16

索引

【欧文】

A

activity disorder 73
activity-function-structure relationship 77, 82
ADL : activities of daily living 24, 48, 68, 52
ADL 訓練 36
ADL 評価 37
affordance 85, 111
anosognosia 112
Assistive Systems 86
assistive technology 77, 85
attribution theory 110

B・C

blocked practice 97
carry-over problem 98
cognitive psychology 111
common-sense psychology 110
conscious disturbance 112
constant practice 97
constraint-induced movement therapy 61
coordination 90
COSPIRE プロジェクト 127

D

depression 112
disability 75
disablement 73, 76
disciplinary 30
discipline 30
discrete/continuous/serial skill 91
distriduted practice 98
disuse muscle weakness 82
disuse syndrome 83

E・F

excutive dysfunction 112
FIM : Functional Independence Measure 37, 48, 75
FIM 運動項目合計点 (FIMM) 63
FIM 効率 10
FIM 質問紙 63
FIT (Full-time Integrated Treatment) プログラム 1, 8, 128
——, 患者の反応 44
——, 機能障害への対応強化 60
——, クリティカルポイント 4
——, 最新情報 10
——, 時間要求 4
——, 実行条件 8
——, 重度機能障害患者への対応 60
——, 情報交換 9
——, 症例報告（症例 1, 2) 52, 55
——, スタッフの人数 67
——, 選択的付加訓練の充実 61
——, ソフトウェア 5, 8, 29
——, 退院後生活への対応 63
——, 対象患者 8
——, チームワーク要求 4
——, データベースの役割 20
——, 取り組むべき課題 59
——, 能動性要求 4
——, ハードウェア 5, 9, 15
——, パソコンの有効利用 61
——, 発症から FIT 開始までの期間 8
——, 発症早期の患者への対応 59
——, 評価内容の検討 62
——と看護職 37
——におけるチーム形態 30
——の生い立ち 127
——の概念 1
——の概要 7
——の基本骨格 72
——の効果 47
——の効果, ADL 全体 49
——の効果, 運動麻痺 51
——の効果, 歩行 49
——の今後 59
——の成果 9
——の流れ 11
——の費用効果 52
——の病棟設計 70
——の利点, 看護からみた 36
——への参加, 年齢制限 8
fixation/retention 97

G

generalized motor program 99
guided active 68, 104

H・I

handicap 75
IADL 訓練 43, 55
impairment 75
induced active 68, 104
integrated 20
interdisciplinary team 30, 80
ICF : International Classification of Functioning, Disability and Health 75
ICIDH : International Classification of Impairments, Disabilities, and Handicaps 75

K

KP : knowledge of performance 96
KR : knowledge of result 96
Kwakkel 48

L

LAN : local area network 19
LAN 形態, スター型の 22
LAN データベース 129
learned helplessness 94, 110

M

massed practice 98
motivation 92, 103
motor learning 85
motor/cognitive skill 91
mourning work 104
MSW 12, 30
multidisciplinary team 30, 80
my patient 35

N

nearly decomposable 79
neuropsychology 112
normalization 86

O

obliged active 68, 104
open/closed skill 91
OT : occupational therapist 12, 30
OT : occupational therapy 62
overload principle 77, 82

P

Palmer 教授 129
performance change 93
performance-learning distinction 97
psychodynamics 104

PT：physical therapist 12,30
PT：physical therapy 62
PTとOT，訓練室・訓練内容の共有 62

R

random practice 97
reframing 68
rehabilitation 73
reinforcement theory 105
role theory 107

S

SIAS：Stroke Impairment Assessment Set 51
skill 84,89
ST：speech therapist 12,30
ST：speech therapy 62
strategy 69,70,79

T

tactics 69,70,79
therapeutic learning 77,84,89
transdisciplinary team 30,80
transfer and generalization 98
trial with historical control 70
TriP：Triangle-Pairs 5,**31**,69,72,129
——，患者の感想 35
——，訓練時間割 33
——，申し送り 34
——，療法士の感想 34
——のメリットと問題点 35

U

universal design 86
use-dependent plasticity 77,83

V・W

varied practice 97
ward gymnization 4,72
WHO 75

施設紹介

1. 藤田保健衛生大学リハビリテーション部門概要

　藤田学園を横断する組織，リハビリテーション部門は，医学部リハビリテーション医学Ⅰ講座，医学部リハビリテーション医学Ⅱ講座，医療科学部リハビリテーション学科，第1教育病院リハビリテーション部，第2教育病院リハビリテーション部，七栗サナトリウムリハビリテーションセンター，七栗研究所リハビリテーション部門，そして，藤田リハビリテーション研究会からなり，活発な臨床・研究・教育活動を展開しています．総勢は299名（医師：52名，理学療法士：85名，作業療法士：68名，言語聴覚士：17名，看護師：43名，その他：34名）です（2009年10月現在）．

- 2008年度実績
- 年間リハビリテーション患者数：初診4,066人，延べ234,528人
- PT・OT国家試験合格率100%（12年連続）
- 研究発表173題，講演89題，論文・著書63編
- 主催学会など2回，主催講演会など17回
- 公的研究助成15件，新聞報道など4件

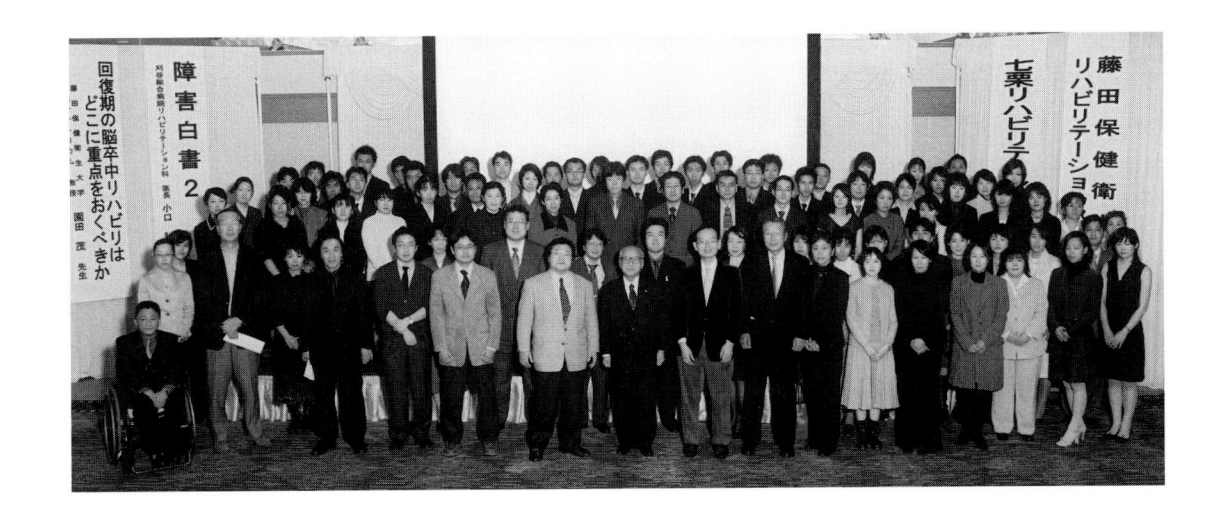

- 住所：〒470-1192　愛知県豊明市沓掛町田楽ヶ窪1-98（医学部）　TEL 0562-93-2167
  ホームページ：http://www.fujita-hu.ac.jp/~rehabmed/index.html
  連絡先メールアドレス：rehabmed@fujita-hu.ac.jp

2. 藤田保健衛生大学七栗サナトリウム概要

1987年4月:七栗サナトリウム開設.1997年7月:緩和ケア病棟認可.2000年12月:リハビリテーションセンター開設.2001年5月:回復期リハビリテーション病棟・療養型病棟開設.2003年12月:回復期リハビリテーション病棟増設.三重県の中央部に位置し,リハビリテーションや緩和ケアなど特色ある医療を展開しています.

● 理念
「独創一理」の建学の精神に基づき積極的に新しい医療を提供して,患者様から信頼される病院を目指します.

● 病棟構成(2009年10月現在)
1階病棟(緩和ケア病棟)18床,2階病棟(回復期リハビリテーション病棟)52床,3階病棟(回復期リハビリテーション病棟)54床,4階病棟(一般病棟)50床,5階病棟(療養型病棟)44床.全218床.

● 住所:〒514-1295 三重県津市大鳥町424-1 TEL 059-252-1555
ホームページ:http://www.fujita-hu.ac.jp/HOSPITAL4/
病院メールアドレス:hp-hp4@hp.fujita-hu.ac.jp

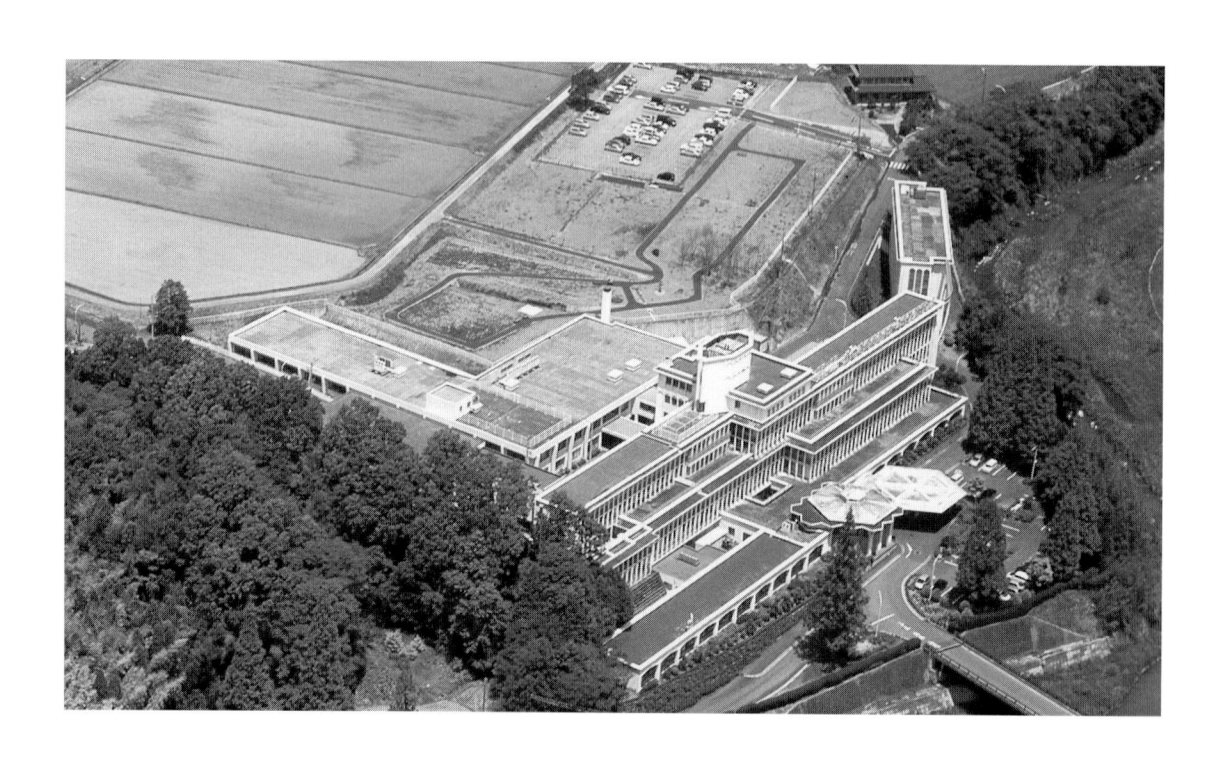

[編者略歴]

才藤栄一（サイトウ エイイチ）

医学博士，日本リハビリテーション医学会専門医

現　　職：藤田保健衛生大学医学部リハビリテーション医学Ⅰ講座教授，藤田保健衛生大学副学長

職　　歴：1980年慶應義塾大学医学部卒業．東海大学医学部大磯病院リハビリテーション室長，慶應義塾大学病院リハビリテーション科医長，東京都リハビリテーション病院医長などを経て，1995年藤田保健衛生大学医学部リハビリテーション医学講座助教授，1998年より藤田保健衛生大学医学部リハビリテーション医学Ⅰ講座教授，2007年よりJohns Hopkins大学客員教授，2009年より藤田保健衛生大学病院副院長併任，2011年より藤田保健衛生大学副学長，藤田学園理事，現在に至る．

社会活動：日本リハビリテーション医学会副理事長，日本ニューロリハビリテーション学会代表理事，日本義肢装具学会副会長，リハビリテーション教育評価機構理事長，など

専門領域：リハビリテーション医学，摂食・嚥下障害，歩行再建，リハビリテーション心理学，など

園田　茂（ソノダ シゲル）

医学博士，日本リハビリテーション医学会専門医，日本脳卒中学会専門医

現　　職：藤田保健衛生大学七栗サナトリウム病院長

職　　歴：1985年慶應義塾大学医学部卒業．慶應義塾大学月が瀬リハビリテーションセンター講師などを経て，2000年藤田保健衛生大学医学部リハビリテーション医学講座助教授，同年七栗サナトリウム勤務，2002年より教授，2003年より七栗サナトリウム病院長，現在に至る．

社会活動：日本リハビリテーション医学会代議員，全国回復期リハビリテーション病棟連絡協議会副会長，日本高次脳機能障害学会評議員，日本脳卒中学会評議員，など

専門領域：リハビリテーション医学，帰結予測，高次脳機能障害，など